8.- s'mores clásicos con b galleta

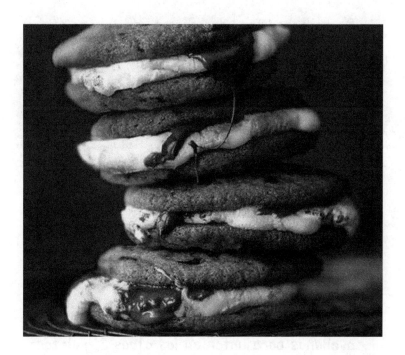

Ingredientes

- ❖ 16 galletas con chispas de chocolate

- ❖ 8 malvaviscos (marca vegetariana, si es necesario)

- ❖ 8 cucharaditas de crema de chocolate y avellanas (usamos Nutella)

PASOS

1. Precaliente la parrilla a fuego alto y cubra una bandeja para hornear con pergamino. Coloque 8 galletas en la bandeja y cubra con un malvavisco. Ase hasta que el malvavisco comience a dorarse y derretirse.

2. Coloque una cucharadita de chocolate y avellanas para untar en las otras 8 galletas y haga un sándwich encima de la capa de malvavisco derretido.

9 pizza vegana Margherita

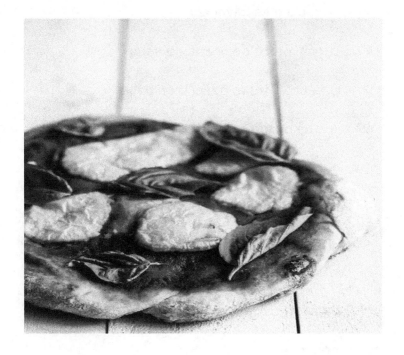

Ingredientes

Para la masa de la pizza

- ❖ 500 g de harina de pan blanco fuerte, más extra para espolvorear

- ❖ 1 cucharadita de levadura seca

- ❖ 1 cucharadita de azúcar en polvo

- ❖ 1 ½ cucharada de aceite de oliva, más extra

Para la salsa de tomate

- ❖ Passata 100ml

- ❖ 1 cucharada de albahaca fresca, picada (o 1/2 cucharadita de orégano seco)

- ❖ 1 diente de ajo machacado

Para el aderezo

- ❖ 200g de queso mozzarella vegano rallado

- ❖ 2 tomates, en rodajas finas

- ❖ Hojas frescas de albahaca u orégano, aceite de chile y parmesano vegano para servir (opcional)

PASOS

1. Ponga la harina, la levadura y el azúcar en un bol grande. Mide 150 ml de agua fría y 150 ml de agua hirviendo en una jarra y mézclalos; esto significará que el agua tiene una buena temperatura para la levadura. Agregue el aceite y 1 cucharadita de sal al agua tibia y luego viértala sobre la harina. Revuelva bien con una cuchara y luego comience a amasar la mezcla en el tazón hasta que forme una masa suave y ligeramente pegajosa. Si está demasiado seco, agregue un chorrito de agua fría.

2. Espolvorea un poco de harina sobre la superficie de trabajo y amasa la masa durante 10 minutos. Vuelva a ponerlo en el vaso y cúbralo con un film transparente untado con unas gotas de aceite de oliva. Deje reposar en un lugar cálido durante 1 hora o hasta que duplique su tamaño.

3. Caliente el horno a 220C / 200C / gas 9 y coloque una bandeja para hornear o una piedra para pizza en el estante superior para calentar. Una vez que la masa haya subido,

golpéala un par de veces con el puño para luego volver a amasarla sobre una superficie enharinada. Debe ser elástico y mucho menos pegajoso. Reserva mientras preparas la salsa.

4. Ponga todos los ingredientes para la salsa de tomate en un bol, sazone con sal, pimienta y una pizca de azúcar si lo desea y mezcle bien. Dejar a un lado hasta que se necesite.

5. Divide la masa en 2 o 4 piezas (según quieras hacer pizzas grandes o pequeñas), forma bolitas y aplana cada pieza lo más fina que puedas con un rodillo o con las manos. Asegúrate de que la masa esté bien espolvoreada con harina para que no se pegue. Espolvoree otra bandeja para hornear con harina y luego coloque una base de pizza encima: extienda 4-5 cucharadas de salsa de tomate encima y agregue algunos tomates en rodajas y queso vegano rallado. Rocíe con un poco de aceite de oliva y hornee en el horno sobre su bandeja para hornear precalentada durante 10-12 minutos o hasta que la base esté inflada y el queso vegano se haya derretido y esté burbujeando y dorado en parches.

6. Repite con el resto de la masa y la cobertura. Sirva las pizzas con hojas de albahaca fresca o aceite de chile si lo desea y espolvoree sobre parmesano vegano justo después de hornear.

10.moussaka vegana

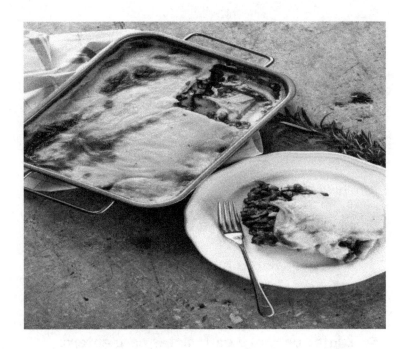

Ingredientes

- ❖ Bolsa de 30g de hongos porcini secos
- ❖ 8 cucharadas de aceite de oliva
- ❖ 1 cebolla finamente picada
- ❖ 2 zanahorias finamente picadas
- ❖ 2 ramas de apio finamente picadas
- ❖ 4 dientes de ajo, en rodajas
- ❖ algunas primaveras de tomillo
- ❖ 1 cucharadita de puré de tomate
- ❖ 100ml de vino tinto vegano (opcional)
- ❖ 250g de lentejas verdes secas
- ❖ 2 latas de 400 g de tomates pera enteros
- ❖ Paquete de 250g de setas castañas picadas
- ❖ Paquete de 250g de champiñones portobello, en rodajas
- ❖ 1 cucharadita de salsa de soja
- ❖ 1 cucharadita de marmita

- ❖ 1 kg de papa harinosa (como Maris Piper), pelada y picada

- ❖ 1 ½ cucharadita de orégano seco

- ❖ 3 berenjenas cortadas a lo largo

- ❖ 150 ml de leche de soja

PASOS

1. Vierta 800 ml de agua hirviendo sobre los porcini secos y déjelos durante 10 minutos hasta que se hidraten. Mientras tanto, vierta 1 ½ cucharada de aceite en una cacerola grande. Agrega la cebolla, la zanahoria, el apio y una pizca de sal. Cocine suavemente, revolviendo durante 10 minutos hasta que esté suave. Retire los porcini del líquido, manteniendo el caldo de champiñones y pique en trozos grandes. Deja ambos a un lado.

2. Agrega el ajo y el tomillo a la sartén. Cocine por 1 minuto, luego agregue el puré de tomate y cocine por un minuto más. Vierta el vino tinto, si lo usa, cocine hasta que esté casi reducido, luego agregue las lentejas, el caldo de champiñones reservado y los tomates. Llevar a ebullición, luego reducir el fuego y dejar hervir a fuego lento con la tapa puesta.

3. Mientras tanto, calienta una sartén grande. Agregue 1 ½ cucharada de aceite y vierta todos los champiñones en la sartén, incluidos los rehidratados. Freír hasta que se haya evaporado toda el agua y los champiñones

estén bien dorados. Vierta la salsa de soja. Mezcle todo bien, luego raspe los champiñones en la cacerola de lentejas.

4. Agregue el Marmite, luego continúe cocinando el ragú, revolviendo ocasionalmente, a fuego medio-bajo durante 30-45 minutos hasta que las lentejas estén cocidas y la salsa esté espesa y reducida, agregando agua adicional si es necesario. Retire las ramitas de tomillo y sazone al gusto.

5. Caliente el horno a 180C / 160C ventilador / gas 4. Ponga las patatas en una olla con agua fría con sal. Lleve a ebullición, luego cocine hasta que se pueda hacer puré.

6. Mientras tanto, mezcle las 5 cucharadas de aceite restantes con el orégano, luego unte las rodajas de berenjena con la mayor parte y espolvoree con sal marina. Cocine a la plancha durante 3 minutos por cada lado hasta que estén suaves.

7. Escurrir y triturar las patatas con la leche de soja. Sazone al gusto.

8. Coloque el ragú en un plato grande para lasaña

(o dos platos refractarios más pequeños), cubra con la mitad de la berenjena y luego el puré. Cepille el aceite de orégano restante sobre el puré, luego termine cubriendo con las rodajas de berenjena restantes. Hornee en el horno durante 25-35 minutos hasta que esté dorado y burbujeante.

11 brownies veganos

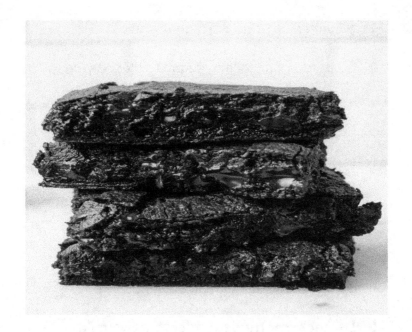

Ingredientes

- ❖ 2 cucharadas de linaza molida

- ❖ 200 g de chocolate negro, picado

- ❖ ½ cucharadita de café en gránulos

- ❖ 80 g de margarina vegana, más extra para engrasar

- ❖ 125 g de harina con levadura

- ❖ 70g de almendras molidas

- ❖ 50 g de cacao en polvo

- ❖ ¼ de cucharadita de levadura en polvo

- ❖ 250 g de azúcar en polvo dorada

- ❖ 1 ½ cucharadita de extracto de vainilla

PASOS

1. Caliente el horno a 170C / 150C ventilador / gas 3½. Engrasar y forrar una lata cuadrada de 20 cm con papel de hornear. Combine la linaza con 6 cucharadas de agua y déjela a un lado

durante al menos 5 minutos.

2. En una cacerola, derrita 120g de chocolate, el café y la margarina con 60ml de agua a fuego lento. Deje enfriar un poco.

3. Ponga la harina, las almendras, el cacao, el polvo de hornear y $\frac{1}{4}$ de cucharadita de sal en un bol y revuelva para quitar los grumos. Con un batidor de mano, mezcle el azúcar con la mezcla de chocolate derretido y bata bien hasta que quede suave y brillante, asegurándose de que todo el azúcar esté bien disuelto. Agregue la mezcla de linaza, el extracto de vainilla y el chocolate restante, luego la mezcla de harina. Vierta en la lata preparada.

4. Hornee por 35-45 minutos hasta que una brocheta insertada en el medio salga limpia y con migas húmedas. Deje enfriar completamente en la lata, luego córtelo en cuadrados. Almacene en un recipiente hermético y consuma dentro de los tres días.

12 Bandeja para hornear patatas, pesto y salchichas

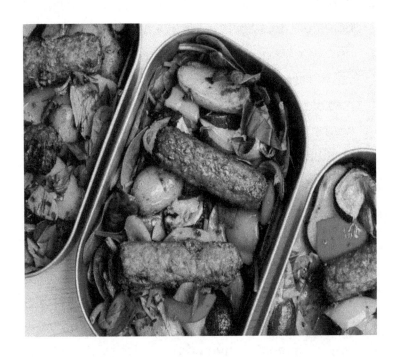

Ingredientes

- ❖ 1 cebolla morada, cortada en gajos

- ❖ 4 patatas nuevas, en rodajas finas

- ❖ 6 alcachofas enlatadas o en tarro, cortadas por la mitad

- ❖ 100 g de tomates cherry

- ❖ 4 cebolletas, cortadas por la mitad a lo largo

- ❖ 2 salchichas de cerdo, cortadas en trozos

- ❖ 1 cucharadita de semillas de hinojo

- ❖ 1 limón pequeño, cortado en gajos

- ❖ $\frac{1}{2}$ cucharada de aceite de oliva

- ❖ 400g lata de frijoles fritos o mantequilla, escurridos y enjuagados

- ❖ 150 ml de caldo de verduras bajo en sal

- ❖ 2 cucharadas de pesto fresco

- ❖ pan crujiente, para servir (opcional)

PASOS

1. Calentar el horno a 200C / 180C ventilador / gas 4. Mezclar la cebolla morada, las patatas, las alcachofas, los tomates, las cebolletas, las salchichas, las semillas de hinojo y las rodajas de limón en una bandeja para horno o una fuente para horno de 20 x 20 cm. Rocíe el aceite y sazone al gusto (no necesitará mucha sal, ya que las salchichas pueden quedar bastante saladas).

2. Ase durante 20 minutos, luego agregue los frijoles y el caldo. Ase por 35 minutos más, luego retire del horno, revuelva a través del pesto y sirva con pan crujiente, si lo desea.

13.tarta fácil de copos de maíz

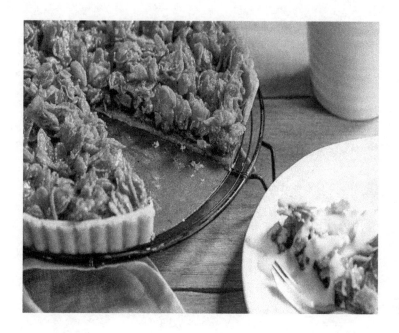

Ingredientes

- ❖ 320 g de masa de masa quebrada preparada

- ❖ harina común, para espolvorear

- ❖ 50 g de mantequilla

- ❖ 125 g de sirope dorado

- ❖ 25 g de azúcar suave morena

- ❖ 100 g de hojuelas de maíz

- ❖ 125 g de mermelada de fresa o frambuesa

- ❖ natillas, para servir

PASOS

1. Caliente el horno a 180C / 160C ventilador / gas 4. Desenrolle la masa y extiéndala brevemente sobre una superficie de trabajo ligeramente enharinada hasta que sea lo suficientemente grande como para caber en un molde de tarta de fondo suelto de 23 cm. Use el rodillo para levantar la masa sobre el molde, luego presione en las esquinas y lados para que

el exceso de masa cuelgue sobre el borde. Recorte esto, dejando solo una pequeña cantidad de exceso colgando sobre el borde.

2. Cubra la masa con papel de hornear y rellénela con frijoles para hornear o arroz crudo. Hornee por 15 minutos. Retire el pergamino y los frijoles, luego hornee por otros 5-10 minutos hasta que estén dorados. Retirar del horno y recortar el exceso de masa de los bordes con un cuchillo de sierra.

3. Caliente la mantequilla, el almíbar y el azúcar en una sartén pequeña con una pizca de sal, revolviendo con frecuencia, hasta que se derrita y quede suave. Incorpora los copos de maíz para cubrirlos con la mezcla de mantequilla.

4. Vierta la mermelada en la base de la masa cocida y luego nivele la superficie. Incline la mezcla de hojuelas de maíz sobre la mermelada y presione suavemente hasta que toda la mermelada esté cubierta con una capa de la mezcla. Regrese la tarta al horno y hornee por otros 5 minutos hasta que los copos de maíz estén dorados y tostados. Deje

enfriar hasta que esté tibio antes de cortar y servir con natillas.

14 pan de plátano sin gluten

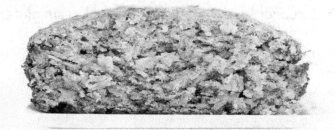

Ingredientes

- ❖ 5 plátanos maduros pequeños (4 en puré, 1 en rodajas por la mitad para decorar la parte superior)

- ❖ 150 g de harina leudante sin gluten

- ❖ 100g de avena sin gluten

- ❖ 50 g de almendras molidas

- ❖ 1 cucharadita de levadura en polvo sin gluten

- ❖ 1 cucharadita de canela

- ❖ 90 g de azúcar morena

- ❖ 90 g de azúcar en polvo

- ❖ 100 g de mantequilla derretida

- ❖ 2 huevos grandes, batidos

- ❖ 1 cucharada de azúcar glas

PASOS

1. Caliente el horno a 180C / 160C ventilador / gas 4 y forre un molde para pan de 900 g con

papel pergamino (nuestro molde era de 19 x 9 x 6 cm). Coloque todos los ingredientes, excepto el plátano en rodajas, 1 cucharada de azúcar en polvo y el azúcar glas, en un tazón grande y revuelva hasta que quede suave y combinado.

2. Vierta en la lata y coloque las dos mitades de plátano restantes con el lado cortado hacia arriba en la parte superior de la masa, presionando ligeramente hacia abajo. Espolvorea el azúcar en polvo. Hornee de 1 hora a 1 hora y 15 minutos hasta que una brocheta salga limpia, cubriendo con papel de aluminio hacia el final de la cocción si se dora demasiado.

3. Espolvorear con azúcar glass y dejar enfriar.

15.Curry de pescado con coco y col rizada

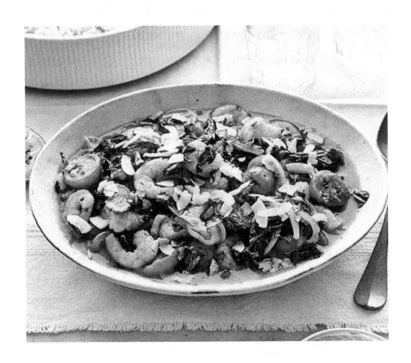

Ingredientes

- ❖ 1 cucharada de aceite de colza

- ❖ 1 cebolla en rodajas

- ❖ jengibre del tamaño de un pulgar, cortado en palitos de fósforo

- ❖ 1 cucharadita de cúrcuma

- ❖ 3-4 cucharadas de pasta de curry suave (Keralan funciona bien)

- ❖ 150 g de tomates cherry, cortados por la mitad

- ❖ 150 g de col rizada picada

- ❖ 1 guindilla roja, cortada por la mitad

- ❖ 325 ml de leche de coco baja en grasa

- ❖ 300ml de caldo bajo en sal

- ❖ 250g de arroz integral

- ❖ 100g de langostinos congelados

- ❖ 2 filetes de bacalao, cortados en trozos

- ❖ 2 limones, en jugo

- ❖ ½ manojo pequeño de cilantro picado

❖ puñado de hojuelas de coco tostadas (opcional)

PASOS

1. Calentar el aceite en una cazuela. Cuece la cebolla con una pizca de sal durante 10 minutos hasta que empiece a caramelizar. Mezcle el jengibre, la cúrcuma y la pasta de curry y cocine durante 2 minutos.

2. Agregue los tomates, la col rizada y la guindilla, y vierta la leche de coco y el caldo. Cocine a fuego lento durante 10-15 minutos o hasta que los tomates comiencen a ablandarse. Saque el chile y deséchelo.

3. Cocine el arroz siguiendo las instrucciones del paquete. Revuelva suavemente las gambas y el bacalao con el curry, luego cocine por otros 3-5 minutos. Exprima la lima y revuelva con la mitad del cilantro. Para servir, esparce sobre el cilantro restante y las hojuelas de coco, si lo desea. Sirve con el arroz.

16. Tarta de brownie de chocolate y naranja

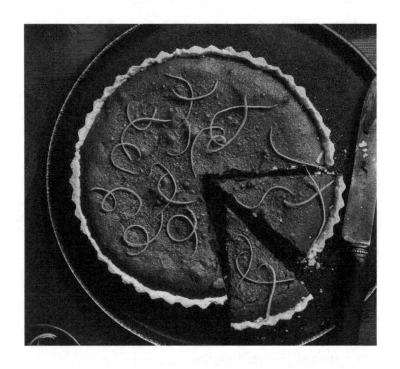

Ingredientes

- ❖ Paquete de 320g de masa quebrada preparada

- ❖ 120 g de chocolate amargo, picado

- ❖ 120 g de mantequilla, en cubos

- ❖ 2 huevos

- ❖ 80 g de azúcar en polvo dorada

- ❖ 80 g de azúcar morena clara

- ❖ 80 g de harina común

- ❖ 1 naranja, rallada y exprimida y más ralladura para servir

- ❖ crème fraiche para servir

PASOS

1. Calentar el horno a 180C / ventilador 160C / gas 4. Desenredar la hoja de masa quebrada y utilizar para forrar un molde para tarta de 20 cm. Presione en los lados de la lata y corte sin apretar alrededor de los bordes, dejando un poco sobresaliente. Cubra la masa con un trozo de pergamino para hornear arrugado y rellénelo con arroz crudo o frijoles para hornear. Hornee por 15 minutos, retire el papel y hornee por otros 5-10 minutos hasta que se seque.

2. Mientras se cocina la masa, coloque la mantequilla y el chocolate en un recipiente resistente al calor colocado sobre una olla con agua hirviendo y derrita juntos, revolviendo con frecuencia. Cuando esté derretido, retirar del fuego y dejar enfriar un poco. Agregue una pizca de sal si su mantequilla no tiene sal.

3. Batir los huevos y los azúcares brevemente en un tazón hasta que se combinen, luego agregue el chocolate derretido y la mantequilla. Tamizar sobre la harina y doblar hasta que se combinen. Agregue el jugo de naranja y la

ralladura.

4. Recorta los bordes de la tarta de hojaldre con un cuchillo de sierra para pulir y coloca la mezcla de brownie en el medio. Alise con el dorso de una cuchara o espátula y hornee durante 30-35 minutos más hasta que la parte superior forme una costra y el relleno ya no esté húmedo, sino que se tambalee ligeramente.

5. Deje enfriar durante 15 minutos antes de sacarlo de la lata si lo va a servir caliente, o sírvalo a temperatura ambiente. Sirve con una cucharada de crema fresca y un poco más de ralladura de naranja. Conserva durante 3 días en un recipiente hermético.

17 Pollo al curry con mantequilla de maní

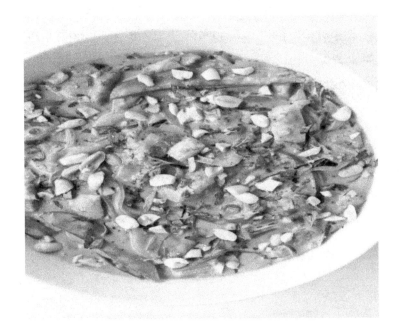

Ingredientes

- ❖ 1 pollo grande, articulado o trozos de pollo con hueso de 1,5 kg

- ❖ 6 dientes de ajo, 2 finamente picados, 4 enteros

- ❖ 3 tallos de limoncillo, machacados y picados

- ❖ trozo de jengibre del tamaño de un pulgar, pelado y finamente picado

- ❖ 1 cucharada de comino molido

- ❖ 1 cucharada de cilantro molido

- ❖ 1 cucharada de cúrcuma molida

- ❖ 2 limones, en jugo

- ❖ 2 chiles rojos, 1 picado grueso y 1 rebanado para servir (opcional)

- ❖ 1 cebolla pequeña, picada

- ❖ 2 cucharadas de aceite vegetal

- ❖ 100 g de mantequilla de maní suave

- ❖ 4 cucharadas de kecap Manis o 3 cucharadas de salsa de soja mezclada con 1 cucharada de azúcar suave morena

- ❖ 400g lata de leche de coco

Servir

- ❖ unas cebolletas picadas

- ❖ puñado de cilantro picado

- ❖ puñado pequeño de cacahuetes tostados, picados en trozos grandes (opcional)

PASOS

1. Coloque el pollo, el ajo picado, un tercio de la hierba de limón y la mitad del jengibre, las especias y el jugo de lima en un tazón grande. Mezcle, luego cubra y deje reposar durante 30 minutos, o enfríe hasta por 24 horas. Mezcle todo el ajo, el resto de la hierba de limón y el jengibre, las especias restantes, el chile picado, la cebolla y un chorrito de agua en un procesador de alimentos. Dejar de lado.

2. Calentar el aceite en una sartén y dorar todo el pollo. Ponga a un lado en un plato. Cocine la pasta durante 8-10 minutos hasta que se parta. Agregue la mantequilla de maní y el kecap Manis. Cuando espese, agregue la leche de coco y media lata de agua, lleve a fuego lento, sazone y luego agregue el pollo con su jugo. Continúe cocinando a fuego lento durante 40 minutos, revolviendo con frecuencia. Apague el fuego, agregue el resto del jugo de limón y sazone. Dejar reposar 10 min. Esparcir sobre el chile en rodajas, las cebolletas, el cilantro fresco y los cacahuetes para servir.

18.Pastel de banoffee fácil

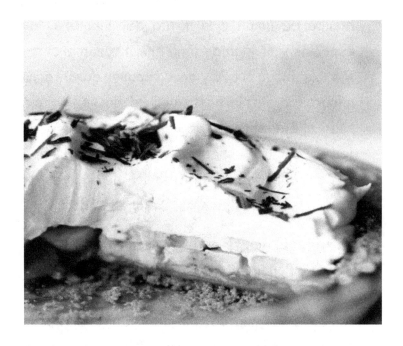

Ingredientes

- ❖ 225g de galletas digestivas

- ❖ 150 g de mantequilla derretida

- ❖ 397g de caramelo o 400g de dulce de leche

- ❖ 3 plátanos pequeños, en rodajas

- ❖ 300ml de crema doble

- ❖ 1 cucharada de azúcar glas

- ❖ 1 cuadrado de chocolate amargo (opcional)

PASOS

1. Tritura las galletas digestivas, ya sea a mano con una cuchara de madera, o en un procesador de alimentos, hasta obtener migajas finas, inclina en un bol. Mezcle las galletas trituradas con la mantequilla derretida hasta que estén completamente combinadas. Vierta la mezcla en una lata de tarta estriada de fondo suelto de 23 cm y cubra la lata, incluidos los lados, con la galleta en una capa uniforme. Empuje hacia abajo con el dorso de una cuchara para

alisar la superficie y enfríe durante 1 hora o toda la noche.

2. Batir el caramelo para que se afloje y colocarlo sobre el fondo de la base de la galleta. Extiéndalo uniformemente con el dorso de una cuchara o espátula. Empuje suavemente el plátano picado en la parte superior del caramelo hasta que la base esté cubierta. Ponlo en el frigorífico.

3. Montar la nata con el azúcar glass hasta que quede esponjosa y espesa. Saca el pastel de la nevera y vierte la crema batida encima de los plátanos. Rallar el chocolate amargo sobre la nata, si lo desea, y servir.

19.Papas al curry de garbanzos veganos

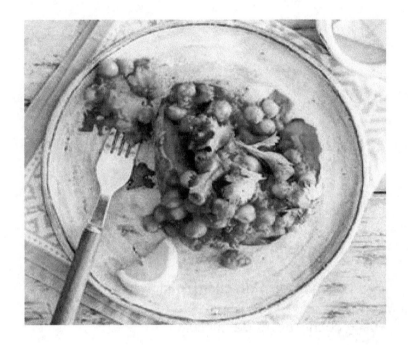

Ingredientes

- ❖ 4 batatas

- ❖ 1 cucharada de aceite de coco

- ❖ 1 ½ cucharadita de semillas de comino

- ❖ 1 cebolla grande, cortada en cubitos

- ❖ 2 dientes de ajo machacados

- ❖ trozo de jengibre del tamaño de un pulgar, finamente rallado

- ❖ 1 guindilla verde finamente picada

- ❖ 1 cucharadita de garam masala

- ❖ 1 cucharadita de cilantro molido

- ❖ ½ cucharadita de cúrcuma

- ❖ 2 cucharadas de pasta tikka masala

- ❖ 2 latas de 400 g de tomates picados

- ❖ 2 latas de garbanzos de 400g, escurridas

- ❖ rodajas de limón y hojas de cilantro, para servir

PASOS

1. Caliente el horno a 200C / 180C ventilador / gas 6. Pinche las batatas con un tenedor, luego colóquelas en una bandeja para hornear y ase en el horno durante 45 minutos o hasta que estén tiernas cuando las pinche con un cuchillo.

2. Mientras tanto, derrita el aceite de coco en una cacerola grande a fuego medio. Agrega las semillas de comino y fríe por 1 min hasta que esté fragante, luego agrega la cebolla y fríe por 7-10 min hasta que se ablande.

3. Ponga el ajo, el jengibre y la guindilla verde en la sartén y cocine durante 2-3 minutos. Agregue las especias y la pasta de tikka masala y cocine por 2 minutos más hasta que estén fragantes, luego agregue los tomates. Deje hervir a fuego lento, luego agregue los garbanzos y cocine por 20 minutos más hasta que espese. Estación.

4. Coloque las batatas asadas en cuatro platos y córtelas a lo largo. Vierta sobre el curry de garbanzos y exprima sobre las rodajas de limón. Sazone, luego esparza con cilantro antes

de servir.

20 trufas de chocolate veganas

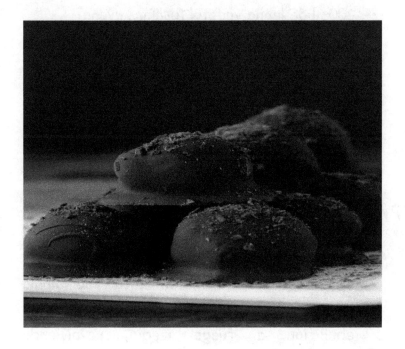

Ingredientes

- ❖ 200 g de chocolate negro sin lácteos, finamente picado

- ❖ 100ml de leche vegetal (usamos avena)

- ❖ 1 cucharada de azúcar en polvo

- ❖ 1 cucharadita de extracto de vainilla

- ❖ 2 cucharadas de cacao en polvo

PASOS

1. Pon el chocolate en un bol mediano resistente al calor. Vierta la leche, el azúcar y la vainilla en una cacerola pequeña, luego lleve a ebullición a fuego medio, revolviendo ocasionalmente.

2. Vierta la mezcla de leche caliente sobre el chocolate, déjelo reposar durante 1 minuto, luego revuelva hasta que el chocolate se derrita y la mezcla esté suave. Cubra y enfríe durante 4 horas hasta que cuaje.

3. Enrolle cucharaditas de la mezcla en bolas con

las manos, luego transfiéralas a una pequeña bandeja o plato para hornear; es posible que desee usar guantes. Deberías tener unas 20 bolas.

4. Coloque el cacao en polvo en un plato poco profundo y enrolle las trufas frías hasta que estén bien cubiertas, eliminando el exceso, si es necesario. Enfríe hasta que esté listo para regalar. Se conservará en el frigorífico hasta cuatro días.

21 POLLO Tikka Masala

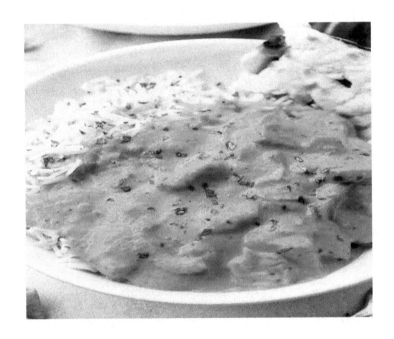

Ingredientes

- ❖ 8 muslos de pollo con hueso

- ❖ Jugo de 1 lima

Para el adobo

- ❖ 2 piezas grandes de jengibre

- ❖ 10 dientes de ajo pelados

- ❖ 400 ml de yogur griego

- ❖ pizca de chile en polvo

- ❖ 1 cucharadita de cilantro molido

- ❖ 1 cucharadita de comino molido

- ❖ 1 cucharadita de garam masala

- ❖ 1 cucharadita de cúrcuma

- ❖ 1 guindilla verde pequeña

- ❖ colorante rojo para alimentos (opcional)

Para la salsa

- ❖ 3 cucharadas de mantequilla o ghee

- ❖ 1 cebolla grande, finamente picada

- ❖ $1\frac{1}{2}$ cucharadita de semillas de comino

- ❖ $1\frac{1}{2}$ cucharadita de semillas de mostaza

- ❖ $\frac{1}{2}$ cucharadita de fenogreco en polvo

- ❖ $\frac{1}{2}$ cucharadita de pimentón en polvo

- ❖ 4 vainas de cardamomo, ligeramente machacadas

- ❖ 1 trozo grande de canela

- ❖ 1 cucharada de puré de tomate

- ❖ 50 g de almendras molidas

- ❖ pizca de azúcar morena suave

- ❖ 1 cucharada de vinagre de malta

- ❖ 680ml de passata

- ❖ 100ml de crema fresca o crema doble

- ❖ hojas frescas de cilantro, almendras en copos, garam masala y sal ahumada (opcional), para servir

PASOS

1. Retire la piel del pollo y corte cada muslo dos o tres veces. Ponga en un tazón o recipiente de plástico y mezcle con el jugo de limón y $\frac{1}{2}$ cucharadita de sal. Reserva mientras preparas la marinada.

2. En un procesador de alimentos pequeño, mezcle el jengibre y el ajo para hacer una pasta, agregando un chorrito de agua si es necesario. Reserva la mitad de la pasta para la salsa. Vierta los ingredientes restantes de la marinada en el procesador de alimentos, luego apliquelos hasta obtener una pasta suave. Vierta la pasta sobre el pollo y déjelo marinar durante al menos 4 horas (durante la noche o 24 horas es incluso mejor).

3. Para hacer la salsa, caliente 2 cucharadas de ghee o mantequilla en una sartén grande y poco profunda con tapa. Cocine las cebollas durante 15 minutos a fuego medio hasta que empiecen a dorarse. Agregue las especias y el ajo restante y la pasta de jengibre y cocine por 2 minutos. Agrega el puré de tomate, las almendras molidas, una pizca de azúcar y

vinagre. Cocine durante aproximadamente 1 min. Vierta el passata, luego llene el frasco o el cartón hasta la mitad con agua y agregue esto también. Deje hervir a fuego lento, luego cocine durante 2-3 horas hasta que tenga una salsa roja espesa. Se puede mantener refrigerado en el refrigerador hasta por 48 horas mientras se marina el pollo.

4. Ajuste la parrilla a su nivel más alto. Levante el pollo de la marinada, limpie el exceso en el plato y reserve para la salsa. Coloque el pollo en una bandeja para hornear grande con el lado cortado hacia arriba. Ponga debajo de la parrilla durante 10-15 minutos hasta que se carbonice y comience a ennegrecerse. Retirar la bandeja del horno y reservar con los jugos de la cocción. Vuelva a calentar la salsa, agregue la marinada reservada, luego incline el pollo y los jugos de la sartén con la crema fresca o la crema en la salsa de curry. Cocine durante 40 minutos hasta que el pollo esté completamente tierno. Agregue la mantequilla restante o el ghee al final.

5. Deje que el curry repose durante unos minutos, luego sazone con el garam masala y sal

ahumada, si lo usa. Espolvoree con cilantro y almendras en copos, luego sirva con pan naan y arroz, si lo desea.

22 Pizza con salsa casera

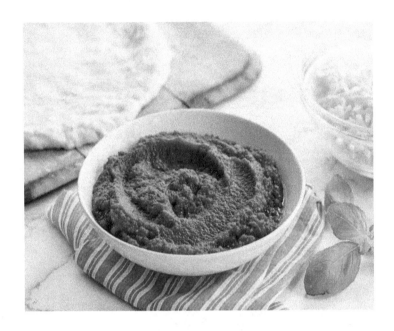

Ingredientes

- ❖ 300 g de harina de pan blanco fuerte, más extra para espolvorear

- ❖ 1 cucharadita de levadura instantánea

- ❖ 1 cucharada de aceite de oliva

- ❖ Para la salsa de tomate

- ❖ 1 cucharada de aceite de oliva, más un chorrito

- ❖ 2 dientes de ajo machacados

- ❖ 200ml de passata

Para el aderezo

- ❖ 8 perlas de mozzarella, cortadas por la mitad

- ❖ manojo pequeño de albahaca fresca

PASOS

1. Vierta la harina en un tazón, luego agregue la levadura y 1 cucharadita de sal. Haga un hueco en el centro y vierta 200 ml de agua tibia (asegúrese de que no esté demasiado caliente) junto con el aceite. Revuelva con una cuchara de madera hasta obtener una masa suave y bastante húmeda.

2. Incline la masa sobre una superficie ligeramente enharinada y amase durante 5 minutos hasta que quede suave. Cubra con un paño de cocina y deje reposar durante una hora más o menos o hasta que la masa se haya inflado y duplique su tamaño. También puede dejar la masa áspera y sin amasar en el bol, cubrir con un paño de cocina y dejar en la nevera durante la noche y la masa seguirá probando por sí sola.

3. Mientras tanto, prepara la salsa de tomate. Poner el aceite en una sartén pequeña y sofreír el ajo brevemente (no dejes que se dore), luego agregar la passata y hervir todo a fuego lento hasta que la salsa espese un poco. Dejar enfriar.

4. Una vez que la masa haya subido, amásela rápidamente en el bol para golpearla, luego colóquela sobre una superficie ligeramente enharinada y córtela en dos bolas. Extienda cada bola en una lágrima grande que sea muy delgada y de unos 25 cm de ancho (las formas de lágrima se adaptan a las bandejas para hornear más fácilmente que las rondas).

5. Caliente el horno a 240C / 220C ventilador / gas 9 con una bandeja para hornear grande adentro. Levanta una de las bases sobre otra bandeja para hornear enharinada. Extender la salsa sobre la base con el dorso de una cuchara, esparcir sobre la mitad de la mozzarella, rociar con aceite de oliva y sazonar. Coloque la pizza, aún en su bandeja para hornear, sobre la bandeja caliente en el horno y hornee durante 8-10 minutos hasta que esté crujiente.

23 Buñuelos de maíz dulce con huevos y salsa de frijoles negros

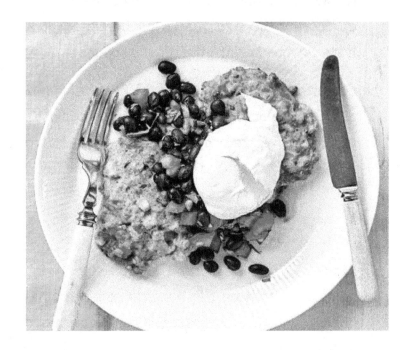

Ingredientes

Para los buñuelos y los huevos

- ❖ 1 cucharadita de aceite de colza

- ❖ 1 cebolla morada pequeña (85 g), finamente picada

- ❖ 1 pimiento rojo, sin semillas y finamente picado

- ❖ 100 g de harina integral con levadura

- ❖ 1 cucharadita de pimentón ahumado

- ❖ 1 cucharadita de cilantro molido

- ❖ 1 cucharadita de levadura en polvo

- ❖ 325g de maíz dulce, escurrido

- ❖ 6 huevos grandes

- ❖ Para la salsa

- ❖ 1 cebolla morada pequeña (85 g), finamente picada

- ❖ 4 tomates (320g), picados

- ❖ 2 latas de 400g de frijoles negros, escurridos

- ❖ 1 lima, rallada y exprimida

❖ $\frac{1}{2}$ x 30g de cilantro picado

PASOS

1. Caliente el horno a 200C / 180C ventilador / gas 6 y forre una bandeja para hornear grande con papel para hornear.

2. Calentar el aceite en una sartén pequeña y sofreír la cebolla y el pimiento durante 5 minutos hasta que se ablanden. Mientras tanto, mezcle la harina, las especias y el polvo de hornear en un bol. Agregue las cebollas, el pimiento, el maíz y 2 de los huevos, luego mezcle bien.

3. Coloque ocho montones de la mezcla en la bandeja para hornear, bien espaciados, luego aplanar ligeramente con el dorso de la cuchara. Hornee por 20 minutos hasta que esté listo y dorado.

4. Mientras tanto, mezcle los ingredientes de la salsa y poche 2 de los huevos restantes a su gusto. Si sigue nuestro Plan de Dieta Saludable, sirva cuatro buñuelos el día que los haga, cubiertos con la mitad de la salsa y los huevos escalfados. Enfríe los buñuelos restantes para otro día. Vuelva a calentarlos

en una sartén o microondas y sírvalos con 2 huevos escalfados más y la salsa restante.

24 Tarta de chocolate sin harina

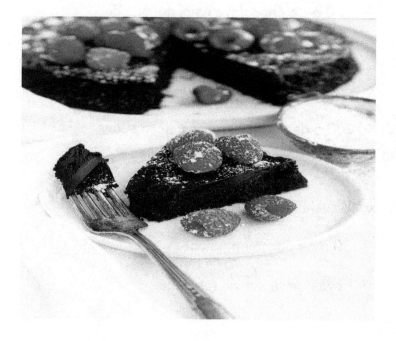

Ingredientes

- ❖ 225 g de mantequilla con sal, en cubos, y más para la lata

- ❖ 300 g de chocolate amargo, picado

- ❖ 1 cucharada de café en polvo

- ❖ 6 huevos grandes, claras y yemas separadas

- ❖ 100 g de azúcar moreno claro suave

- ❖ 200 g de azúcar en polvo

- ❖ 2 cucharaditas de pasta de vainilla

- ❖ 30 g de cacao en polvo

- ❖ bayas, para servir (opcional)

PASOS

1. Caliente el horno a 160C / 140C ventilador / gas 3. Unte con mantequilla un molde desmontable de 23 cm y forre la base con papel de hornear.

2. Derrita la mantequilla y el chocolate en un

recipiente mediano resistente al calor en el microondas o sobre una olla con agua hirviendo a fuego lento. Mezcle el café en polvo con 2 cucharadas de agua caliente hasta que se disuelva. Agrega el café al chocolate y deja enfriar un poco.

3. Batir las claras de huevo en un tazón grande durante 2 minutos con un batidor eléctrico hasta que se formen picos suaves. En otro tazón grande, bata los azúcares, la vainilla y las yemas de huevo durante 5-8 minutos, o hasta que estén pálidas y esponjosas. Tamizar el cacao en polvo en la mezcla de yema de huevo y mezclar suavemente para combinar.

4. Agrega el chocolate enfriado a la mezcla de yema de huevo y luego dóblalo suavemente a través de las claras hasta que quede suave. Transfiera al molde y hornee durante 1 hora-1 hora 20 minutos, o hasta que al insertar una brocheta en el medio de la torta salga limpia. Deje enfriar, retire de la lata y sirva con bayas frescas, si lo desea.

25 hamburguesa vegana

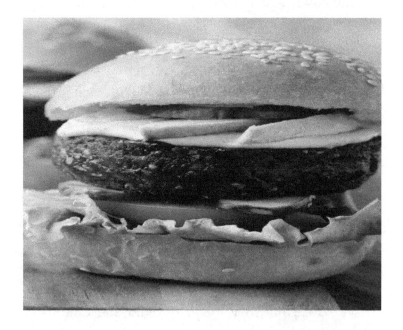

Ingredientes

- ❖ 1 chalota o ½ cebolla picada

- ❖ 1 pizca de apio o ¼ de pimiento rojo picado

- ❖ puñado de hojas de perejil

- ❖ 400g de garbanzos, escurridos y dejados secar un poco

- ❖ 1-2 cucharaditas de garam masala

- ❖ 1 cucharada de puré de tomate

- ❖ 2 cucharadas de harina común

- ❖ 1 cucharada de polenta, cuscús o pan rallado seco

- ❖ Aceite para freír

- ❖ bollos de hamburguesa o pan de pita, lechuga, tomate y salsas para servir

PASOS

1. Batir la chalota, el apio, el perejil y la mayoría de los garbanzos hasta obtener una pasta

gruesa. No exageres, querrás una textura un poco más áspera que el hummus. Triturar los garbanzos restantes y mezclarlos con la pasta con el garam masala, el puré de tomate, la harina y la polenta. Sazone bien.

2. Forma cuatro hamburguesas con la mezcla. Déjelos reposar durante al menos 30 minutos; puede dejarlos durante la noche en el refrigerador si lo desea. La polenta necesita tiempo para absorber cualquier líquido extra.

3. Calentar un poco de aceite en una sartén antiadherente y cocinar las hamburguesas hasta que estén doradas y crujientes por ambos lados. Trate de no manipularlos demasiado, ya que estarán bastante blandos cuando estén calientes. Deslícese en bollos o pitta con los acompañamientos que desee.

26 Bolas de masa de ajo rellenas de queso con salsa de tomate

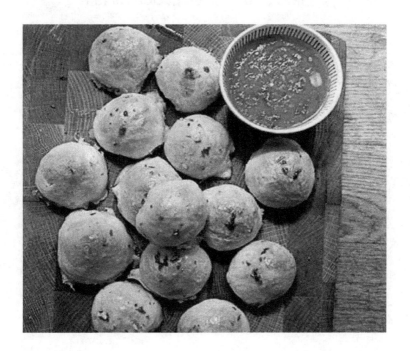

Ingredientes

- ❖ 50 g de mantequilla, en cubos

- ❖ 300 g de harina de pan blanco fuerte

- ❖ 7 g de levadura seca de acción rápida

- ❖ 1 cucharada de azúcar en polvo

- ❖ 200 g de mozzarella en bloque, cortada en cubos de 1,5 cm

- ❖ 65g de gruyère, rallado grueso (opcional)

- ❖ Para la mantequilla de ajo

- ❖ 100 g de mantequilla

- ❖ 2 dientes de ajo machacados

- ❖ 1 ramita de romero, hojas recogidas y finamente picadas

- ❖ Para el dip de salsa de tomate

- ❖ 1 cucharada de aceite de oliva, más extra para el tazón y la bandeja para hornear

- ❖ 1 diente de ajo en rodajas

- ❖ 250g de passata

- ❖ 1 cucharadita de vinagre de vino tinto

- ❖ 1 cucharadita de azúcar en polvo

- ❖ pizca de hojuelas de chile

- ❖ ½ manojo pequeño de albahaca, rasgado, más extra para servir

PASOS

1. Calentar 175 ml de agua en una cacerola hasta que esté humeante, luego agregar la mantequilla. Retirar del fuego y dejar enfriar hasta que la mezcla esté tibia (no debe estar caliente). Combine la harina, la levadura, el azúcar y 1 cucharadita de sal en un tazón grande o una batidora de pie. Agregue la mezcla de mantequilla enfriada y mezcle hasta obtener una masa suave con una cuchara de madera o la batidora. Amase durante 10 minutos a mano (o 5 minutos con una batidora) hasta que la masa se sienta suave y esponjosa. Transfiera a un tazón engrasado y cubra con un paño de cocina limpio. Déjelo en un lugar tibio para que suba durante 1½-2 horas, o hasta que duplique su tamaño. Alternativamente, dejar reposar en la nevera durante la noche.

2. Engrase y cubra una bandeja para hornear con pergamino para hornear. Elimine el aire de la masa y vuelva a amasar durante varios minutos. Aplana un pequeño trozo de masa (unos 20 g) en un disco y coloca un cubo de mozzarella y

una pizca de gruyère en el centro del disco. Encierre los quesos con la masa, luego enrolle en una bola. Transfiera a la bandeja para hornear preparada. Repita con el resto del queso y la masa, colocando las bolas de masa a $\frac{1}{2}$ cm de distancia en la bandeja para hornear; deben estar apenas tocándose después de fermentar. Cubra con un paño de cocina limpio y déjelo en un lugar tibio para que suba durante 30 minutos.

3. Mientras tanto, prepare la mantequilla de ajo. Derrita la mantequilla en una sartén pequeña a fuego lento, luego agregue el ajo y el romero. Retirar del fuego y reservar hasta que se necesite. Caliente el horno a 180 ° C / 160 ° C ventilador / gas 4. Unte las bolas de masa con mantequilla de ajo y hornee durante 25-30 minutos hasta que las bolas de masa estén bien cocidas y el medio rezume.

4. Mientras se hornean las bolas de masa, prepara la salsa de tomate. Calentar el aceite en una cacerola y sofreír los ajos durante 30 segundos. Agregue la passata, el vinagre, el azúcar y las hojuelas de chile, y cocine a fuego lento durante 10 minutos hasta que espese.

Sazone al gusto y agregue la albahaca. Cepille las bolas de masa tibias con la mantequilla de ajo restante, luego sirva con la salsa de tomate a un lado para mojar.

27 Cóctel de huracanes

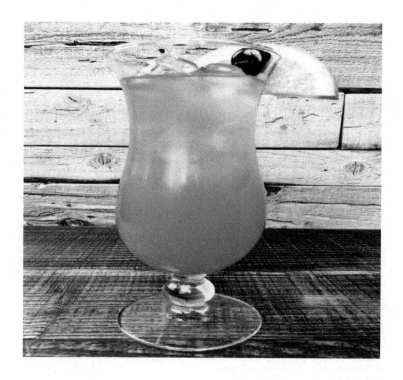

Ingredientes

❖ 50 ml de ron oscuro

❖ 50ml de ron blanco

❖ 1 maracuyá

❖ Jugo de 1 naranja

❖ Jugo de 1 limón

❖ 50 ml de jarabe de azúcar

❖ 2 cucharaditas de granadina

❖ Adornar

❖ 4 cerezas cóctel

❖ 2 rodajas de naranja

PASOS

1. Llena una coctelera con hielo y luego agrega los rones. Saque la pulpa y las semillas del maracuyá y agréguelo a la coctelera junto con los jugos de naranja y limón, el jarabe de azúcar y la granadina.

2. Agite bien hasta que el exterior de la coctelera se sienta helado. Llene dos vasos de huracán con hielo fresco y luego cuele dos veces la bebida en los vasos preparados.

3. Adorne cada uno con una rodaja de naranja ensartada en un palillo de cóctel y un par de cerezas de cóctel.

28 Ensalada de col clásica

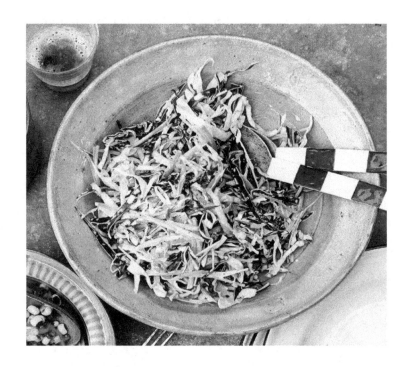

Ingredientes

❖ 6 zanahorias peladas

❖ 1 col blanca pequeña

❖ pizca grande de azúcar en polvo dorada

❖ 3 cucharadas de vinagre de sidra

❖ 1 cucharada de mostaza (cualquiera que tenga)

❖ 200 g de mayonesa

❖ 1 manzana roja, cortada en palitos de fósforo (opcional)

❖ 100 g de queso cheddar rallado (opcional)

PASOS

1. Ralle la zanahoria en trozos grandes y ralle finamente el repollo (use un procesador de alimentos con una cuchilla para rallar / rebanar o hágalo a mano) y vierta en un tazón. Sazone con sal, luego agregue el azúcar y el vinagre y mezcle todo. Dejar reposar 20 minutos para que las verduras se encurtan muy ligeramente.

2. Revuelva con la mostaza y la mayonesa y agregue cualquier otro trozo que desee, luego sirva. Puede prepararse con un día de anticipación y enfriarse.

29 Tarta de queso con arcoíris

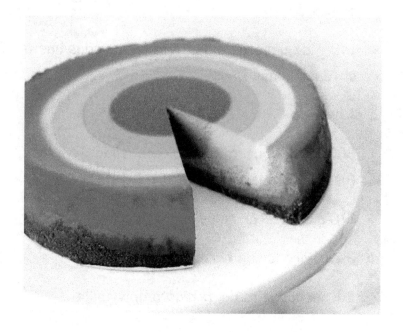

Ingredientes

❖ 170 g de mantequilla

❖ 140g de crema de galletas Oreo (o similar) eliminada

❖ 140 g de galletas digestivas, trituradas hasta obtener migas finas

Para el llenado

❖ 600 g de queso blando con toda la grasa (usamos Filadelfia)

❖ 170 g de azúcar en polvo dorado

❖ 2 cucharadas de harina común

❖ 1 $\frac{1}{2}$ cucharadita de extracto de vainilla

❖ 2 huevos grandes

❖ 200 g de crema agria

❖ colorantes alimentarios en gel '

Para el aderezo

❖ crema doble, batida para decorar (opcional)

PASOS

1. Caliente el horno a 180C / 160C ventilador / gas 4. Forre la base de una lata desmontable de 20 cm colocando un trozo cuadrado de papel de pergamino o papel de aluminio encima de la base de la lata y luego recortando el lado para que el papel o papel de aluminio quede atrapado y cualquier exceso sobresale del fondo.

2. Para la corteza, derrita 85 g de mantequilla en una sartén mediana. Agregue las migas de galleta más oscuras para que la mezcla esté uniformemente húmeda. Presione la mezcla en el fondo de la sartén. Derrita la mantequilla restante y agregue las migas digestivas como antes. Haga una capa encima de la primera, apisone todo firmemente y hornee por 10 minutos. Deje enfriar mientras prepara el relleno.

3. Aumentar la temperatura del horno a ventilador 220C / 200C ventilador / gas 7. Batir el queso tierno con el azúcar en polvo, la harina común y una pizca de sal, y el extracto de vainilla. Batir los huevos y la crema agria, pero no batir demasiado. La masa debe quedar

suave y muy espesa. Divida la masa en partes iguales entre 6 tazones y coloree cada uno con morado, azul, verde, amarillo, naranja y rojo.

4. Cepille los lados de la lata con mantequilla derretida y colóquelos en una bandeja para hornear. Vierta el relleno, comenzando con rojo y luego naranja, amarillo, etc. La mezcla debe ser lo suficientemente espesa como para esparcir con una cuchara y con cuidado cada capa encima de la otra. Hornea por 10 minutos.

5. Reduzca la temperatura del horno a 110C / 90C ventilador / gas ¼ y hornee por 35-40 minutos más. Si agitas suavemente la lata, el relleno debe tener un ligero bamboleo en el centro, si se ve líquido, cocina un poco más y vuelve a comprobar. Apague el horno y deje enfriar con la puerta entreabierta. Enfríe el pastel de queso enfriado hasta que desee servirlo. Decora justo antes de servir.

6. Para servir batir la nata hasta que esté lo suficientemente espesa como para pipar. Con una cuchara, coloque la crema y las gotas o rosetas encima de la tarta de queso. Para las rosetas de arco iris, con un pincel, haga algunas

franjas de color de alimentos en el interior de una manga pastelera equipada con una boquilla antes de agregar la crema.

30.Pastel de lima de nivel siguiente

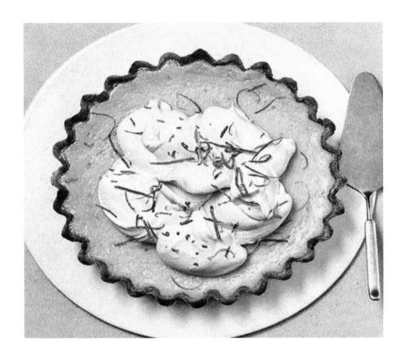

Ingredientes

Para la pastelería

- ❖ 200 g de harina común, más extra para espolvorear

- ❖ 50 g de almendras molidas

- ❖ 1 cucharadita de jengibre molido

- ❖ 75 g de azúcar glas

- ❖ 125 g de mantequilla fría, cortada en cubitos

- ❖ 2 yemas de huevo

- ❖ Para el llenado

- ❖ 2 latas de 397g de leche condensada

- ❖ 6 yemas de huevo

- ❖ 2 cucharadas de azúcar glas

- ❖ 9 limones, en jugo (aproximadamente 300 ml), 6 rallados, más 1 finamente picado, para servir

- ❖ 2 limones, en jugo

Para la crema

- ❖ 200ml de crema doble

- ❖ 50 g de azúcar morena clara

- ❖ ¼ de cucharadita de extracto de vainilla

- ❖ 100 ml de crema agria

PASOS

1. Para hacer la masa, vierta la harina, las almendras, el jengibre, el azúcar y la mantequilla en un procesador de alimentos y presione hasta que la mezcla se asemeje al pan rallado, luego agregue las yemas de huevo y presione hasta que la masa se una. Incline sobre una superficie de trabajo y amase hasta formar una bola. Extiéndalo sobre una superficie ligeramente enharinada hasta que tenga el tamaño adecuado para forrar una lata de tarta profunda de 25 cm con un ligero saliente. Si la masa se agrieta, usa los adornos para remendarla. Enfríe la tarta en la nevera durante al menos 30 minutos o, si hay espacio, en el congelador.

2. Caliente el horno a 180C / 160C ventilador / gas 4. Pinche la base de la tarta con un tenedor, luego forre con papel de aluminio y rellénela con frijoles para hornear, arroz o frijoles secos. Hornee por 10 minutos, luego saque del horno, deseche el papel de aluminio y hornee por otros 20 minutos hasta que la galleta se dore.

3. Mientras se hornea la tarta, prepara el relleno. Batir la leche condensada con las yemas de huevo, el azúcar glass y la ralladura de lima, luego verter el jugo gradualmente hasta que esté completamente mezclado. Cuando la tarta esté lista, retírela del horno y baje la temperatura a 160C / 140C ventilador / gas 3. Quite la masa que sobresale, vierta el relleno y hornee por 25-30 minutos hasta que cuaje con un ligero bamboleo. Dejar enfriar completamente en la lata y enfriar durante al menos 1 hora. Se mantendrá frío hasta por dos días.

4. Para servir, haga la cobertura batiendo la crema doble con el azúcar morena clara, la vainilla y una pizca de sal marina hasta que mantenga su forma, luego doble a través de la crema agria hasta que esté completamente combinada. Suelte la tarta de su lata y vierta las ondas de la crema cuidadosamente sobre la tarta. Termine con una pizca de ralladura de lima pelada, luego sirva en rodajas.

31 pizza sin gluten

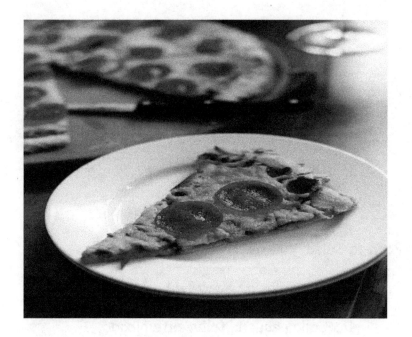

Ingredientes

Para la base sin gluten

- ❖ 400 g de harina de pan sin gluten

- ❖ 2 cucharaditas colmadas de azúcar en polvo dorada

- ❖ 2 cucharaditas de levadura en polvo sin gluten

- ❖ 1 cucharadita de sal fina

- ❖ 1 cucharadita colmada de goma xantana

- ❖ 5 cucharadas de aceite de oliva

Para la salsa y el aderezo

- ❖ 2 cucharadas de aceite de oliva

- ❖ 1 cebolla pequeña finamente picada

- ❖ 1 lata de 400 g de tomates picados

- ❖ 2 cucharadas de puré de tomate

- ❖ 1 cucharadita de azúcar en polvo

- ❖ $\frac{1}{2}$ manojo pequeño de albahaca, hojas ralladas

- ❖ 2 bolitas de 125 g de mozzarella de búfala

PASOS

1. Calentar el horno a 220C / 200 ventilador / gas 7 y poner dos bandejas de horno adentro.

2. Hacer la salsa: calentar el aceite en una cacerola pequeña y cocinar la cebolla con una pizca generosa de sal durante 10 minutos a fuego lento hasta que se ablande. Agregue los tomates picados, el puré y el azúcar y cocine a fuego lento. Cocine, sin tapar, durante 25 a 30 minutos o hasta que se reduzca y espese, revolviendo regularmente. Mezcle la salsa con una batidora de mano hasta que quede suave. Sazone al gusto y revuelva con la albahaca. Deje enfriar un poco.

3. Haga la masa: mezcle la harina, el azúcar, el polvo de hornear, la sal y la goma xantana en un tazón grande. Hacer un hueco en el centro y verter 250ml de agua tibia y el aceite de oliva. Combine rápidamente con las manos para crear una textura espesa, húmeda y pastosa, agregando 20 ml adicionales de agua tibia si la masa se siente un poco seca. Almacene en un recipiente hermético o tazón tapado en el refrigerador hasta por 24 horas antes de usar.

Enharine ligeramente dos bandejas para hornear más. Dividir la masa en dos y aplanar con los dedos en rondas de 20 a 25 cm en las hojas.

4. Terminar las bases con una fina capa de salsa y mozzarella desmenuzada. Coloque las bandejas para hornear encima de las bandejas para hornear calientes en el horno y cocine durante 8-10 minutos o hasta que estén crujientes en los bordes.

32 Tarta de queso de chocolate sin hornear

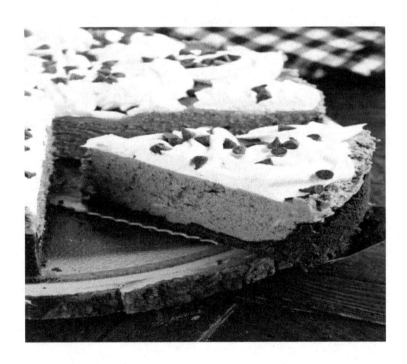

Ingredientes

- ❖ 130 g de mantequilla derretida, más extra para la lata

- ❖ 300g de galletas digestivas de chocolate

- ❖ 150 g de chocolate con leche

- ❖ 150 g de chocolate negro

- ❖ 250 g de mascarpone

- ❖ 300 g de queso crema (no use una variedad baja en grasa)

- ❖ 50 g de azúcar glas

- ❖ 25g de bebida de leche malteada en polvo (usamos Horlicks)

- ❖ 25 g de chocolate caliente en polvo

- ❖ 1 cucharadita de extracto de vainilla

- ❖ 300ml de crema doble

- ❖ 150g de Maltesers (100g picados, 50g enteros), más un puñado para decorar

- ❖ 100 g de botones de chocolate, picados en trozos grandes

PASOS

1. Unte con mantequilla y forre un molde desmontable de 23 cm. Revuelva las galletas en un procesador de alimentos para formar migas finas, luego agregue la mantequilla y vuelva a mezclar. Vierta la mezcla de galletas en el molde y presione firmemente con el dorso de una cuchara. Enfríe en el frigorífico mientras prepara el relleno.

2. En tazones separados, derrita la leche y el chocolate negro sobre cacerolas con agua hirviendo a fuego lento. Alternativamente, derrita en el microondas en ráfagas de 30 segundos, revolviendo entre cada intervalo hasta que se derrita. Dejar enfriar.

3. Use un batidor de mano para mezclar el mascarpone, el queso crema, el azúcar glas, la bebida de leche malteada en polvo, el chocolate caliente en polvo y el extracto de vainilla hasta que quede suave. En un recipiente aparte, batir la crema y luego incorporarla a la mezcla de mascarpone. Agregue la mitad de la mezcla a cada uno de los tazones de chocolate, revolviendo hasta que esté bien combinado.

Agrega la mitad de los Maltesers picados, los Maltesers enteros y los botones a la mezcla de chocolate con leche; agregue el resto a la mezcla de chocolate amargo.

4. Vierta la mezcla de chocolate negro sobre la base de la galleta. Cubra con la mezcla de chocolate con leche y alise por encima. Deje enfriar durante la noche. Decora con Maltesers antes de servir.

33.Curry de lentejas y gambas en una olla

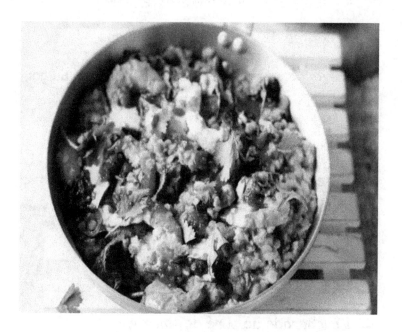

Ingredientes

- ❖ 100g de lentejas rojas secas

- ❖ 3 cucharadas de aceite de girasol

- ❖ 1 cebolla grande, finamente picada

- ❖ 6 dientes de ajo, picados o rallados

- ❖ trozo de jengibre del tamaño de un pulgar, pelado y picado o rallado

- ❖ $\frac{1}{4}$ de cucharadita de cúrcuma molida

- ❖ $\frac{1}{4}$ de cucharadita de chile en polvo (usamos chile en polvo de Cachemira)

- ❖ 1 cucharada de semillas de comino

- ❖ 1 cucharada de cilantro molido

- ❖ 1 cucharada de puré de tomate

- ❖ 1 cucharadita de pasta de tamarindo o jugo de limón (opcional)

- ❖ 400g de tomates picados o passata

- ❖ 1 cubito de caldo de pollo o verduras

- ❖ 1 cucharada de garam marsala

❖ 200g de langostinos crudos o cocidos (usamos langostinos tigre)

❖ chiles verdes, cilantro y cebollas rojas en escabeche (ver consejos), para servir

PASOS

1. Enjuague las lentejas unas cuantas veces, luego viértalas en un bol, cúbralas con agua fría y déjelas en remojo. Mientras tanto, caliente 2 cucharadas de aceite en una cazuela o sartén poco profunda y cocine la cebolla con una pizca de sal durante 10 minutos hasta que comience a dorarse. Agregue el ajo, el jengibre, la cúrcuma, el chile en polvo, las semillas de comino y el cilantro molido y cocine por 3 minutos hasta que la mezcla esté pegajosa. Agregue el puré de tomate y el tamarindo, si lo usa, seguido de los tomates picados. Cocine a fuego lento durante 8-10 minutos hasta que tenga una pasta espesa.

2. Enjuague las lentejas remojadas nuevamente hasta que el agua salga clara, luego escúrralas. Revuelva las lentejas en la base de tomate, luego vierta 1 litro de agua (use un poco para tragar la lata de tomate) y el cubo de caldo. Lleve a ebullición, luego reduzca el fuego a fuego lento, cubra y cocine, revolviendo ocasionalmente, durante 50 minutos-1 hora hasta que las lentejas estén suaves y hayan

comenzado a cocinarse en la salsa. Revuelva con el garam masala. Ahora se puede dejar enfriar completamente, luego enfriar hasta por tres días o congelar hasta por seis meses (ver más abajo).

3. Para cocinar las gambas, vuelva a calentar la salsa congelada fría o descongelada en una cacerola hasta que hierva a fuego lento (ver más abajo), luego vierta las gambas y cocine por 5 minutos. Sazone con sal al gusto, luego rocíe con el resto del aceite y revuelva brevemente. Corta los chiles verdes en rodajas y espolvoréalos con algunas hojas de cilantro, luego esparce con cebollas en escabeche (ver receta a continuación) para servir.

34 Kombucha

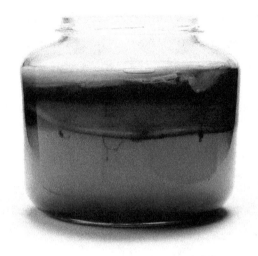

Ingredientes

❖ 2 bolsitas de té verde orgánico (o 2 cucharaditas de hojas sueltas)

❖ 2 bolsitas de té negro orgánico (o 2 cucharaditas de hojas sueltas)

❖ 100-200 g de azúcar granulada, al gusto

❖ 1 Scoby mediano, más 100-200 ml de líquido de inicio

PASOS

1. Para obtener información esencial sobre cómo preparar cerveza de manera segura, nuestros mejores consejos de recetas y sabores divertidos para probar, lea nuestra guía sobre cómo hacer kombucha. Vierta 1.8 litros de agua hervida en una cacerola, agregue las bolsitas de té y el azúcar (según lo dulce que le guste o el amargor de su té), revuelva para disolver el azúcar y deje reposar durante 6-10 minutos.

2. Retirar y desechar las bolsitas de té sin apretarlas. Deje que el té se enfríe por completo antes de verterlo en un frasco de vidrio grande de 2,5 a 3 litros. Agregue el scoby y su líquido de inicio, dejando un espacio mínimo de 5 cm en la parte superior del frasco.

3. Cubra el frasco con un paño o papel de cocina para que el scoby pueda "respirar". Asegure con una banda elástica y etiquete el frasco con la fecha y su contenido.

4. Dejar fermentar de una a dos semanas a temperatura ambiente y alejado de radiadores, del horno o de la luz solar directa.

No coloque el frasco en un armario, ya que la circulación del aire es importante.

5. Después de la primera semana, pruebe la kombucha a diario; cuanto más tiempo la deje, más ácido se volverá el sabor. Cuando esté listo, vierta la kombucha en botellas, asegurándose de reservar el scoby y 100-200ml de líquido de arranque para el próximo lote.

6. La kombucha está lista para beber de inmediato, o puede comenzar una 'fermentación secundaria' agregando sabores como frutas, hierbas y especias al líquido extraído y dejándolo embotellado durante unos días más antes de beberlo. Se conservará en el frigorífico hasta por tres meses.

7. Kombucha de limón y jengibre

8. Agregue la ralladura y el jugo de 1 limón y 1-2 cucharaditas de jengibre rallado a 750 ml de kombucha y mezcle bien. Vierta en una botella con tapa abatible y selle. Dejar a temperatura ambiente de dos a cuatro días, degustando diariamente, hasta que haya alcanzado el nivel deseado de carbonatación y sabor. Colar y

enfriar para servir.

9. Berry kombucha

10. Agregue un puñado de fresas picadas, arándanos o frambuesas machacadas a 750 ml de kombucha y mezcle bien. Vierta en una botella con tapa abatible y selle. Dejar a temperatura ambiente de dos a cuatro días, degustando diariamente, hasta que haya alcanzado el nivel deseado de carbonatación y sabor. Colar y enfriar para servir.

35 Galletas sin huevo

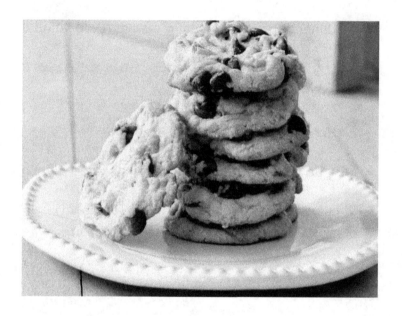

Ingredientes

- ❖ 125 g de mantequilla, ablandada

- ❖ 125 g de azúcar en polvo

- ❖ 1 cucharadita de esencia o extracto de vainilla

- ❖ 200 g de harina con levadura, más extra para espolvorear

- ❖ 1 cucharadita de levadura en polvo

- ❖ 50g de chispas de chocolate con leche o blanco

- ❖ 2 cucharadas de cacao en polvo (opcional)

PASOS

1. Caliente el horno a 180C / 160C ventilador / gas 4. Batir la mantequilla y el azúcar con una cuchara de madera o un batidor eléctrico en un tazón grande hasta que esté suave, esponjoso y dorado.

2. Agregue la vainilla, la harina, el polvo de hornear y las chispas de chocolate. Agregue 1 cucharada de agua para unir la mezcla si es

necesario, y el cacao en polvo para hacer galletas de chocolate, si lo desea. Junta la masa en una bola con las manos.

3. Espolvoree un poco de harina sobre la superficie de trabajo y la masa. Estirar la masa hasta que tenga un grosor de 3 mm y, con un cortador de galletas, cortarlas y colocarlas en bandejas para hornear forradas, espaciadas bien.

4. Hornee por unos 12 minutos o hasta que estén doradas. Si hornea en dos bandejas, cambie las bandejas a la mitad de la cocción. Déjelo en las bandejas para hornear durante 5 minutos, luego transfiera a una rejilla para enfriar. Se mantendrá en una lata hermética durante tres o cuatro días.

36.Curry de gambas, patatas y coco

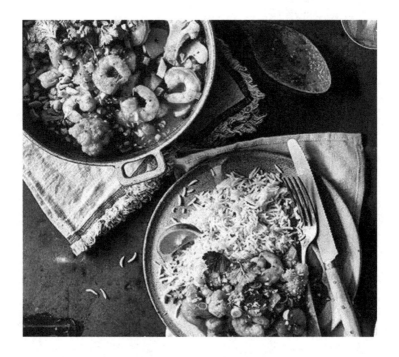

Ingredientes

- ❖ 125 g de aceite de coco

- ❖ 2 cebollas picadas

- ❖ 5 chiles rojos secos (el bonete escocés funciona bien)

- ❖ trozo de jengibre del tamaño de un pulgar, rallado

- ❖ 4 dientes de ajo rallados

- ❖ 6 hojas de curry secas

- ❖ $\frac{1}{2}$ cucharadita de semillas de mostaza

- ❖ 30 g de puré de tomate

- ❖ $\frac{1}{2}$ cucharadita de chile picante en polvo

- ❖ $\frac{1}{2}$ cucharadita de cúrcuma

- ❖ 2 latas de 400g de leche de coco

- ❖ 300 g de coliflor (1/2 pequeña), cortada en floretes pequeños

- ❖ 1 papa grande, pelada y picada en trozos de 2 cm

❖ 600g de gambas crudas peladas

Servir

❖ 1 manojo de cebolletas, finamente picadas

❖ 1 manojo de cilantro picado

❖ 100 g de cacahuetes salados, picados

❖ rodajas de lima, para servir

PASOS

1. Calentar el aceite de coco en una cazuela o wok a fuego medio y agregar la cebolla, los chiles secos, el jengibre, el ajo, la hoja de curry y las semillas de mostaza, freír durante 12-15 minutos hasta que la cebolla esté blanda, luego agregar el puré de tomate, guindilla y cúrcuma y continúe cocinando durante 1-2 minutos más. Vierta la leche de coco y 200 ml de agua, cocine a fuego lento la salsa durante 20 minutos, luego mezcle en una licuadora o con una batidora de mano hasta que quede suave.

2. Vierta la salsa nuevamente en la cacerola y cocine a fuego lento. Agregue la coliflor y la papa, cubra y cocine a fuego lento durante 15 minutos. Agrega las gambas y pocha durante 2 minutos, o hasta que se pongan rosadas. Si está congelando, enfríe y congele, luego descongele y vuelva a calentar cuando esté listo para comer. Para servir, esparce las cebolletas, el cilantro y el maní sobre el curry y exprime un poco de jugo de lima.

37 Pastel de queso con pudín de Navidad

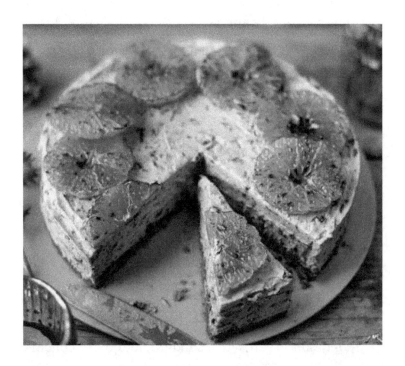

Ingredientes

Para la base

- ❖ 200 g de galletas de jengibre y nueces, trituradas

- ❖ 30 g de azúcar moscabado light

- ❖ 1 cucharadita de sal marina en escamas

- ❖ 110 g de mantequilla sin sal, derretida

Para el llenado

- ❖ 240g de pudín de Navidad

- ❖ 30 ml de brandy

- ❖ 30ml de cerveza negra

- ❖ 1 naranja, rallada

- ❖ 2 botes de 280 g de queso crema con toda la grasa

- ❖ Crema doble bote 300ml

- ❖ 200 g de azúcar moscabado light

- ❖ 2 vainas de vainilla, partidas y con semillas raspadas

❖ Para decorar

❖ 2 clementina

❖ azúcar moscovado light, para espolvorear

PASOS

1. Para hacer la base, mezcle las nueces de jengibre y el azúcar en un tazón grande y espolvoree la sal en escamas. Vierta la mantequilla derretida y mezcle con una cuchara de madera para formar una mezcla similar a una miga de galleta. Presione en un molde desmontable redondo de 20 cm, esparciendo la mezcla en una capa uniforme por las esquinas. Enfríe en la nevera durante 30 minutos hasta que cuaje.

2. Coloque el pudín de Navidad, el brandy, la cerveza negra y la ralladura de naranja en una licuadora y mezcle hasta obtener un puré.

3. Con un batidor de mano eléctrico, bata el queso crema con la nata, el azúcar y las semillas de vainilla, luego doble el puré. Repartir la mezcla sobre la base de galleta y dejar enfriar en la nevera durante la noche.

4. Al día siguiente, pelar la clementina, cortar en rodajas y colocar en una bandeja de horno. Espolvorear con azúcar, luego soplete hasta caramelizar y dejar enfriar. Saca la tarta de

queso de la lata y coloca la clementina encima. Se conservará durante tres días en la nevera.

38 Horneado de panqueques de espinacas y ricotta

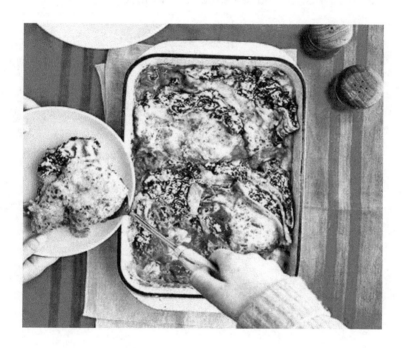

Ingredientes

- ❖ 1 cucharada de aceite de oliva, más un chorrito

- ❖ 3 dientes de ajo machacados

- ❖ 400g de tomates picados en lata

- ❖ 200g bolsa de espinacas tiernas

- ❖ Tarrina de 250g de ricotta

- ❖ rallado de nuez moscada

- ❖ 4 panqueques o crepes grandes (vea la receta a continuación)

- ❖ 225g de bola de mozzarella, escurrida y cortada en trozos pequeños

- ❖ 50 g de parmesano o alternativa vegetariana, rallado

PASOS

1. Caliente el aceite en una sartén, agregue 2 dientes de ajo y chisporrotee durante unos segundos, luego agregue los tomates. Sazone y burbujee durante 10-15 minutos hasta que se

reduzca a una salsa espesa. Calienta las espinacas en el microondas durante 2 minutos para que se ablanden, o inclínalas en un colador y vierte sobre una tetera llena de agua caliente. Cuando esté lo suficientemente frío como para manipularlo, exprima la mayor cantidad de líquido que pueda y luego pique en trozos grandes.

2. Calentar el horno a 220C / 200C ventilador / gas 7. Mezclar la ricota, las espinacas, una generosa ralladura de nuez moscada, el ajo machacado restante y un poco de sal y pimienta. Extienda la salsa de tomate sobre la base de una fuente para hornear poco profunda de unos 20 cm x 30 cm. Divida la mezcla de espinacas entre los panqueques, extendiéndola por la mitad de la superficie. Dobla cada panqueque por la mitad, luego por la mitad nuevamente para formar un triángulo. Coloque los panqueques encima de la salsa, espolvoree con la mozzarella y el parmesano. Rocíe con un poco más de aceite y hornee durante 15-20 minutos hasta que burbujee.

39 Tartas picantes con puré de camote

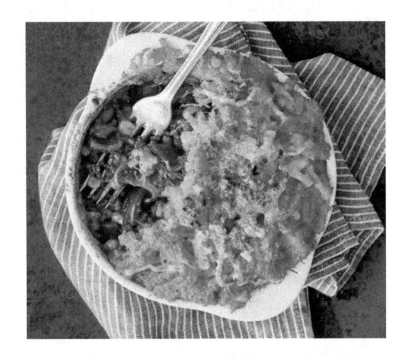

Ingredientes

Para el puré

- ❖ 1 kg de batatas, peladas y cortadas en trozos grandes

- ❖ 2 cucharadas de leche

- ❖ 50 g de queso cheddar maduro, finamente rallado

- ❖ Para la carne picada

- ❖ 1 cucharada de aceite de colza

- ❖ 2 cebollas, cortadas por la mitad y en rodajas

- ❖ 500 g de carne picada magra (5% de grasa)

- ❖ 1 cucharada de pimentón ahumado, más extra para espolvorear

- ❖ 1 cucharada de comino molido

- ❖ 1 cucharada de cilantro molido

- ❖ 1 cucharada de chile en polvo suave

- ❖ 1 cucharada de caldo de verduras en polvo

- ❖ 400g de frijoles cariblancos

❖ 400g de tomates picados en lata

❖ 1 pimiento verde grande, cortado en cubitos

❖ Lata de 326g de maíz dulce en agua

❖ brócoli o ensalada, para servir (opcional)

PASOS

1. Hervir la batata durante 15 minutos o hasta que esté tierna, con cuidado de no cocinarla demasiado.

2. Mientras tanto, caliente el aceite en una sartén grande, profunda y antiadherente. Agregue las cebollas, cubra y cocine por 8 minutos o hasta que se ablanden y comiencen a colorear. Incorpora la carne picada, partiéndola con una cuchara de madera hasta que se dore. Agregue todas las especias y el caldo, luego agregue los frijoles con su líquido, los tomates y la pimienta. Tape y cocine a fuego lento durante 20 minutos. Agrega el maíz con su líquido, sazona y retira del fuego.

3. Mientras se cocina la carne picada, machaca las papas con la leche para hacer un puré firme. Vierta la carne picada en seis platos de pastel individuales, cubra cada uno con un poco de puré, luego espolvoree sobre el queso y un poco de pimentón.

4. Los pasteles ahora se pueden congelar. Si come de inmediato, póngalo debajo de una

parrilla caliente hasta que esté bien caliente y el queso se derrita. Para cocinar congelado, descongele completamente, luego vuelva a calentar en el horno en una bandeja para hornear a 180C / 160C ventilador / gas 4 durante 30-40 minutos o hasta que esté completamente caliente. Sirva con brócoli o una ensalada, si lo desea, que lo llevará a los 5 de sus 5 al día.

40 Sopa de lentejas boloñesa

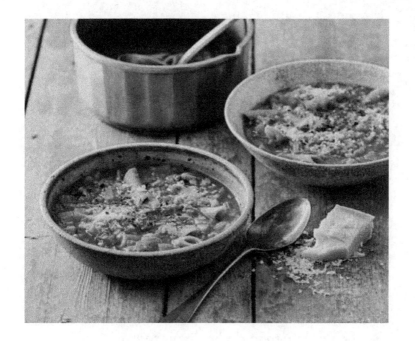

Ingredientes

- ❖ 2 cucharadas de aceite de colza
- ❖ 3 cebollas finamente picadas
- ❖ 3 zanahorias grandes, finamente picadas
- ❖ 3 ramas de apio, finamente picadas
- ❖ 4 dientes de ajo finamente picados
- ❖ 500g cartón passata
- ❖ 1 cucharada de caldo de verduras en polvo
- ❖ 125g de lentejas rojas
- ❖ 1 cucharadita de pimentón ahumado
- ❖ 4 ramitas de tomillo fresco
- ❖ 125 g de penne de harina integral
- ❖ 50 g de queso duro vegetariano a la italiana finamente rallado

PASOS

1. Calentar el aceite en una sartén antiadherente grande y luego freír las cebollas durante unos minutos hasta que empiecen a enfriarse.

Agregue las zanahorias, el apio y el ajo y luego fría durante 5 minutos más, revolviendo con frecuencia, hasta que las verduras comiencen a ablandarse.

2. Vierta la passata, el caldo en polvo y las lentejas con 2 litros de agua hirviendo. Agrega el pimentón ahumado, el tomillo y mucha pimienta negra, luego lleva a ebullición, tapa la sartén y cocina a fuego lento durante 20 min.

3. Vierta el bolígrafo y cocine durante 12-15 minutos más hasta que la pasta y las lentejas estén tiernas, agregando un poco más de agua si es necesario. Revuelva con el queso, luego sirva la mitad de la sopa en tazones o en un frasco de cuello ancho si lo está tomando como almuerzo para llevar. Enfriar el resto de la sopa (quitar las ramitas de tomillo) y guardar en el frigorífico hasta que se necesite. Se mantendrá bien durante varios días. Vuelva a calentar en una sartén, agregando un poco más de agua si la sopa se ha espesado.

41 Tarta doble de queso y verduras de primavera

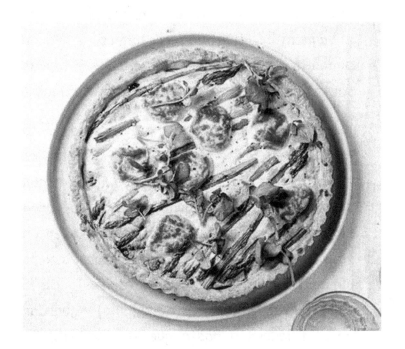

Ingredientes

- ❖ 500g de masa quebrada en bloque

- ❖ harina común, para espolvorear

- ❖ 25 g de queso cheddar maduro, finamente rallado

- ❖ 200 g de espárragos, puntas leñosas recortadas

- ❖ 100 g de guisantes frescos en vaina o congelados

- ❖ 2 huevos

- ❖ 100 g de crema fresca

- ❖ 150g de nata

- ❖ nuez moscada entera, para rallar

- ❖ 100g de berros

- ❖ 300 go 2 troncos de queso de cabra blando y sin corteza

PASOS

1. Extienda la masa en un rectángulo sobre una superficie de trabajo ligeramente espolvoreada con harina. Esparcir sobre el queso, doblar la masa por la mitad y extender de nuevo formando un círculo que quepa en un molde para tarta de 25 cm con voladizo. Deje enfriar durante 20 minutos. Mientras tanto, cuece los espárragos en agua hirviendo durante 3 minutos, luego escurre y refresca con agua fría. Cocine los guisantes frescos de la misma manera durante un minuto o simplemente descongele los guisantes congelados.

2. Caliente el horno a 200C / 180C ventilador / gas 6. Pinche bien la base de la tarta con un tenedor, forre con papel de hornear y rellénela con frijoles para hornear. Hornee la tarta durante 30 minutos, retire el pergamino y los frijoles, pinche nuevamente si se ha inflado, luego hornee por otros 10-15 minutos hasta que la galleta se dore.

3. Mientras tanto, batir los huevos en un bol, añadir la crème fraîche y la nata, sazonar y

añadir una pizca de nuez moscada recién rallada. Esparcir los guisantes y la mayor parte de los berros sobre la tarta y desmenuzar la mitad del queso de cabra. Vierta sobre la mezcla cremosa de huevo, luego coloque los espárragos encima. Finalmente, corte el resto del queso de cabra y colóquelo encima, luego hornee por 25-30 minutos hasta que la crema esté lista y el queso esté dorado. Dejar enfriar en el molde, recortar los bordes de la masa, luego retirar del molde, esparcir con el resto de berros y servir cortado en rodajas. Se puede preparar hasta con un día de anticipación, deje fuera del refrigerador para mantener la masa crujiente.

42 Mantequilla de ajo

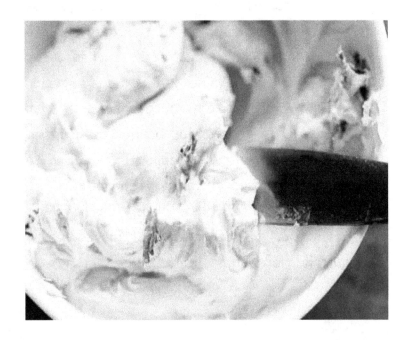

Ingredientes

- ❖ 100 g de mantequilla ablandada

- ❖ 1 diente de ajo machacado

- ❖ 2 cucharaditas de perejil finamente picado (opcional)

PASOS

1. Revuelva la mantequilla, el ajo y el perejil, si se usa, en un tazón pequeño. Sazone con un poco de sal (solo si usa mantequilla sin sal) y pimienta negra. Si la mantequilla está demasiado fría para mezclar, caliente los ingredientes en una sartén pequeña hasta que se derrita y se combine, luego déjelo enfriar. Se conservará hasta una semana en el frigorífico.

43 Tazones para el almuerzo de bulgur y quinua

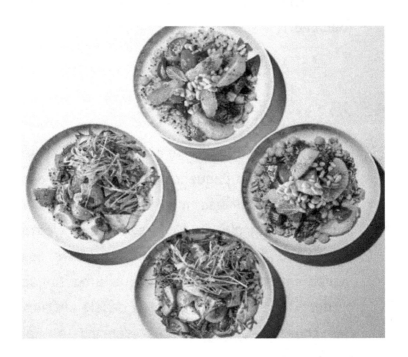

Ingredientes

Para la base de bulgur

- ❖ 1 cebolla grande, finamente picada
- ❖ 150g de bulgur y quinua (viene ya mezclado)
- ❖ 2 ramitas de tomillo
- ❖ 2 cucharaditas de caldo de verduras en polvo

Para la cobertura de aguacate

- ❖ 1 aguacate, cortado por la mitad, deshuesado y picado
- ❖ 2 tomates, cortados en gajos
- ❖ 4 cucharadas de albahaca picada
- ❖ 6 aceitunas Kalamata, cortadas por la mitad
- ❖ 2 cucharaditas de aceite de oliva virgen extra
- ❖ 2 cucharaditas de vinagre de sidra
- ❖ 2 puñados grandes de cohete

Para la cobertura de remolacha

- ❖ 210g de garbanzos, escurridos

- ❖ 160g de remolacha cocida, cortada en cubitos

- ❖ 2 tomates, cortados en gajos

- ❖ 2 cucharadas de menta picada

- ❖ 1 cucharadita de semillas de comino

- ❖ varias pizcas de canela molida

- ❖ 2 cucharaditas de aceite de oliva virgen extra

- ❖ 2 cucharaditas de vinagre de sidra

- ❖ 1 naranja, cortada en gajos

- ❖ 2 cucharadas de piñones tostados

PASOS

2. Vierta la mezcla de cebolla y bulgur en una sartén, vierta sobre 600 ml de agua y agregue el tomillo y el caldo. Cocine, tapado, a fuego lento durante 15 minutos, luego déjelo reposar durante 10 minutos. Ahora debería absorberse todo el líquido. Cuando esté frío, retire el tomillo y divida el bulgur entre cuatro tazones o recipientes de plástico.

3. Para la cobertura de aguacate, mezcle todos los ingredientes excepto la rúcula. Apile en dos

porciones de bulgur y cubra con el cohete.

4. Para la cobertura de remolacha, primero apile los garbanzos encima, luego mezcle la remolacha con el tomate, la menta, el comino, una buena pizca de canela, el aceite y el vinagre. Mezcle bien, agregue la naranja, luego amontone las porciones restantes de bulghur, esparza con los piñones y espolvoree con canela extra. Enfríe en el refrigerador hasta que sea necesario.

44.Veggie okonomiyaki

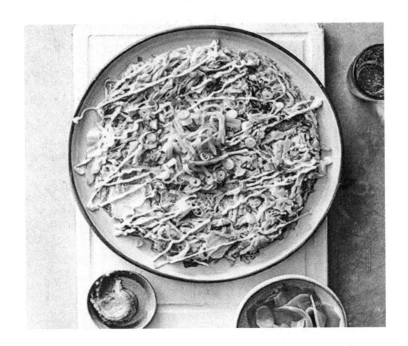

Ingredientes

- ❖ 3 huevos grandes

- ❖ 50 g de harina común

- ❖ 50 ml de leche

- ❖ 4 cebolletas, cortadas y en rodajas

- ❖ 1 pak choi, en rodajas

- ❖ 200g de col de Saboya, rallada

- ❖ 1 guindilla roja, sin semillas y finamente picada, más extra para servir

- ❖ $\frac{1}{2}$ cucharada de salsa de soja baja en sal

- ❖ $\frac{1}{2}$ cucharada de aceite de colza

- ❖ 1 cucharada colmada de mayonesa baja en grasa

- ❖ $\frac{1}{2}$ lima, exprimida

- ❖ jengibre para sushi, para servir (opcional)

- ❖ wasabi, para servir (opcional)

PASOS

1. Batir los huevos, la harina y la leche hasta que quede suave. Agrega la mitad de las cebolletas, el pak choi, el repollo, la guindilla y la salsa de soja. Calentar el aceite en una sartén pequeña y verter la masa. Cocine, tapado, a fuego medio durante 7-8 minutos. Voltea el okonomiyaki en una segunda sartén, luego regrésalo al fuego y cocina por 7-8 minutos más hasta que al insertar un pincho salga limpio.

2. Mezcle la mayonesa y el jugo de limón en un tazón pequeño. Transfiera el okonomiyaki a un plato, luego rocíe sobre la mayonesa de lima y cubra con el chile extra, la cebolleta y el jengibre para sushi, si lo usa. Sirva con el wasabi a un lado, si lo desea.

45.Rich ragu

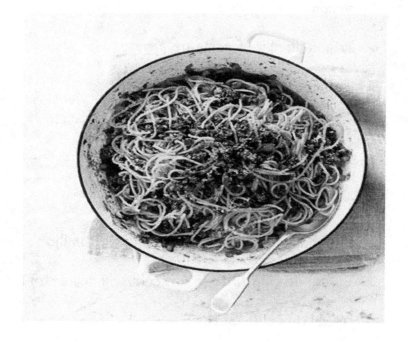

Ingredientes

* ❖ 1 cucharada de aceite de oliva

* ❖ 1 cebolla, cortada por la mitad y finamente picada

* ❖ 1 rama de apio, finamente picada

* ❖ 1 zanahoria grande, finamente picada

* ❖ Pack de 600g de bistec de ternera picada

* ❖ 3 cucharadas de puré de tomate

* ❖ 2 dientes de ajo finamente rallados

* ❖ 2 cucharaditas de hojas frescas de tomillo

* ❖ 150 ml de vino tinto (o use caldo de res extra)

* ❖ 500ml de caldo de res

* ❖ 400g de espaguetis

* ❖ 50 g de parmesano rallado, más extra para servir (opcional)

* ❖ ensalada, para servir

PASOS

1. Calentar el aceite en una sartén grande y agregar la cebolla, el apio y la zanahoria. Freír a fuego medio durante 10 minutos, revolviendo de vez en cuando, hasta que se ablanden y empiecen a colorear.

2. Agregue la carne picada y cocine, rompiendo los grumos de carne con una cuchara de madera, hasta que se dore.

3. Agregue el puré de tomate, el ajo y el tomillo, y cocine por 1-2 minutos más. Vierta el vino, si lo usa, y aumente el fuego para que hierva la mayor parte del alcohol. Reduzca el fuego, agregue el caldo y sazone. Cubra con una tapa hermética y deje cocinar a fuego lento durante 1 hora-1 hora 15 minutos hasta que la carne esté tierna y la salsa espese.

4. Retire la tapa y continúe cocinando durante 15 minutos. Mientras tanto, cocine la pasta siguiendo las instrucciones del paquete. Reserve una taza del agua de cocción, luego escurra los espaguetis y agregue al ragú con el parmesano. Mezcle bien y agregue un poco de

agua para la pasta para ayudar a que la salsa cubra los espaguetis. Sirva con ensalada y queso extra, si lo desea.

46 Pastel cremoso de pollo al curry

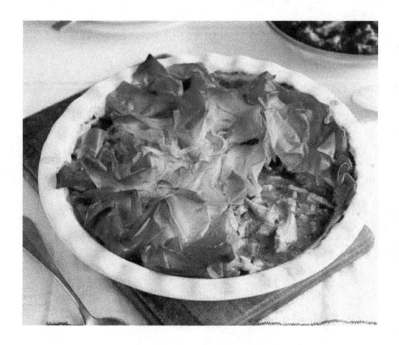

Ingredientes

Para el llenado

- ❖ 1 ½ kg de pollo entero

- ❖ 2 cebollas, 1 en cuartos, 1 picada

- ❖ 2 zanahorias, 1 cortada en 3-4 trozos, 1 finamente picada

- ❖ 2 rodajas gruesas de jengibre

- ❖ 2 dientes de ajo machacados

- ❖ manojo pequeño de perejil o cilantro, hojas recogidas y picadas, tallos enteros

- ❖ 50 g de mantequilla

- ❖ aceite vegetal o aceite de colza, para freír

- ❖ 50 g de harina

- ❖ 2-3 cucharadas de pasta de curry suave, como korma o tikka

- ❖ ½ cucharadita de cúrcuma molida

- ❖ 1 cubo de caldo de pollo

- ❖ 150ml de crema doble

Para el relleno de filo

- ❖ 6 hojas de pasta filo

- ❖ Un poco de mantequilla o aceite derretido

- ❖ Servir

- ❖ Brócoli de tallo tierno, si quieres

PASOS

1. Coloque el pollo, la cebolla en cuartos, los trozos de zanahoria, el jengibre, el ajo y los tallos de hierbas en una olla grande. Cubra el pollo completamente con agua, deje hervir a fuego lento, luego baje el fuego, tape y cocine a fuego lento durante 1 hora. Dale la vuelta al pollo a la mitad de la cocción y llena el agua si es necesario. Después de 1 hora, el pollo debe estar tierno; intente separar una pierna de la pechuga con unas pinzas. Si hay mucha resistencia, siga cocinando, revisando cada 10 minutos aproximadamente. Retire con cuidado el pollo del líquido de cocción y déjelo enfriar en un plato durante unos 10 minutos.

2. Triture la carne de pollo y deseche la grasa y los huesos. Cuela el líquido de cocción (este es tu caldo) y desecha las cebollas, zanahorias y otros trozos (o guárdalos para hacer sopa). Mide 500 ml de caldo.

3. Derrita la mantequilla en una sartén (use la sartén si está vacía, no es necesario que la lave). Agrega un chorrito de aceite y la cebolla y la zanahoria picadas. Cocine hasta que las

verduras estén blandas, durante unos 8-10 minutos. Agregue la harina, la pasta de curry y la cúrcuma, luego desmenuce en el cubo de caldo. Mientras revuelve, los ingredientes se agruparán. Siga cocinando durante un minuto aproximadamente, luego agregue un cucharón del líquido de cocción del pollo. Revuelva bien hasta que quede suave, luego agregue otro cucharón. Continúe hasta que se haya agotado todo el caldo y tenga una salsa suave.

4. Agregue el pollo, la crema y las hierbas picadas a la salsa, luego sazone bien y retire del fuego. Si congela las porciones en esta etapa, transfiéralas a un recipiente o bolsa sellable, enfríe y luego congele por hasta dos meses. Descongele bien en el refrigerador antes de recalentar en una sartén o en el microondas. Consulte los consejos a continuación para obtener sugerencias de servicio.

5. Caliente el horno a 180C / 160C ventilador / gas 4. Transfiera el pollo al curry cremoso a un molde para pastel, de unos 25 x 5 cm. Unta 6 hojas de pasta filo con un poco de mantequilla o aceite derretido y estruja las hojas encima de la tarta, cubriendo el relleno. Hornee el

pastel durante unos 45-50 minutos, hasta que la parte superior esté crujiente y el pollo al curry burbujee y esté caliente. Sirva con brócoli Tenderstem, si lo desea.

47 Gelatinas de vodka de limón

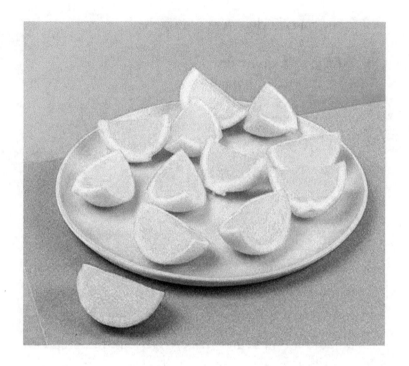

Ingredientes

- ❖ 3 limones grandes

- ❖ 1 cucharada de azúcar en polvo

- ❖ 2 hojas de gelatina

- ❖ 100 ml de vodka

- ❖ 50ml triple sec

PASOS

1. Corta los limones por la mitad a lo largo y saca la pulpa, reservando las mitades ahuecadas. Pica la carne en una licuadora y luego pásala por un colador hasta un tazón. Deseche la pulpa en el colador. Mida 100 ml de jugo (rellene con agua si es necesario), luego vierta en una cacerola con 50 ml de agua y el azúcar. Llevar a fuego lento.

2. Mientras tanto, remoja la gelatina en agua fría. Retire la mezcla de jugo del fuego. Exprima el exceso de agua de la gelatina, luego agregue a la sartén y revuelva para disolver.

Vierta el vodka y el triple sec.

3. Coloque las mitades de limón reservadas, con el lado cortado hacia arriba, en los orificios de un molde para muffins y llénelas hasta arriba con la mezcla de gelatina (vierta las sobras en tazas). Dejar reposar en la nevera durante la noche.

4. Corta cada mitad en dos gajos y sirve bien frío.

48 Fideos miso con huevos fritos

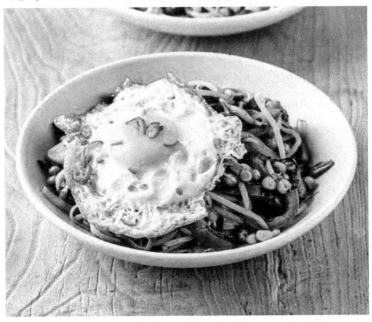

Ingredientes

- ❖ 2 nidos de fideos integrales (100g)

- ❖ 1 cucharada de aceite de colza, más una gota extra para freír

- ❖ 30 g de jengibre, cortado en palitos

- ❖ 1 pimiento verde, sin semillas y cortado en tiras

- ❖ 2 puerros (165 g), en rodajas finas

- ❖ 3 dientes de ajo grandes, finamente rallados

- ❖ 1 cucharadita de pimentón ahumado

- ❖ 1 cucharada de miso marrón

- ❖ 160g de brotes de soja

- ❖ 100 g de guisantes congelados, descongelados

- ❖ 160g de espinacas tiernas

- ❖ 2 huevos grandes

- ❖ 1 guindilla roja, sin semillas y picada (opcional)

PASOS

1. Pon los fideos en un bol y cúbrelos con agua hirviendo. Dejar a un lado para ablandar.

2. Mientras tanto, calentar el aceite en un wok y sofreír el jengibre, la pimienta y el puerro durante unos minutos hasta que se ablanden. Agrega el ajo y el pimentón y cocina 1 min más. Escurre los fideos, reserva 2 cucharadas de agua y mezcla con el miso.

3. Agregue los fideos escurridos, el líquido de miso, los brotes de soja, los guisantes y las espinacas al wok y mezcle a fuego alto hasta que las espinacas se marchiten. Mientras haces esto, sofríe los huevos en un poco de aceite a tu gusto. Apile los fideos en platos, cubra con los huevos y el chile, si los usa, y sirva.

49.Sopa de pollo satay con fideos y calabaza

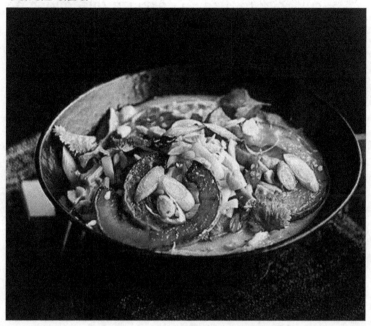

Ingredientes

- ½ calabaza pequeña o calabaza (alrededor de 300 g), sin semillas y en rodajas (no es necesario pelar)

- 2 cucharadas de aceite de cacahuete o vegetal

- 6 muslos de pollo sin piel

- 3 dientes de ajo machacados o 1 cucharada de puré de ajo

- trozo de jengibre del tamaño de un pulgar, triturado o 1 cucharada de puré de jengibre

- 1 cubito de caldo de pollo o 1 cucharada de caldo líquido concentrado

- 2 latas de 400g de leche de coco

- 3 chiles ojo de pájaro, 2 pinchados varias veces pero que se dejan enteros, 1 finamente rebanado para servir (opcional)

- 3 cucharadas de salsa de soja ligera

- 3 cucharadas de mantequilla de maní, suave o crujiente está bien

- 2 limones, más gajos extra para servir

❖ 1 cucharada de azúcar suave morena clara

❖ 1 cucharada de salsa de pescado

❖ 400 g de fideos de arroz

❖ manojo pequeño de cebolletas, picadas

❖ puñado de hojas de cilantro

❖ puñado de brotes de soja

❖ 50 g de cacahuetes tostados, salados, picados

❖ aceite de chile, para servir (opcional)

PASOS

1. Caliente el horno a 180C / 160C ventilador / gas 4. Mezcle la calabaza con 1 cucharada de aceite y un poco de condimento en una bandeja para hornear, coloque en una sola capa y ase durante 35-40 minutos, o hasta que esté blanda y comience a caramelizar alrededor de los bordes. Mientras tanto, caliente el aceite restante en una sartén profunda o en una cazuela. Sazone el pollo, luego cocine hasta que se dore por completo. Agregue el ajo y el jengibre, revolviendo durante un minuto o 2, luego agregue el caldo, la leche de coco, los chiles enteros, la soja y 250 ml de agua. Llevar a fuego lento, cubrir con una tapa y escalfar el pollo durante 20 minutos.

2. Retirar el pollo, desmenuzar la carne con tenedores y volver a la sopa, desechando los huesos. Vierta 2-3 cucharadas de la sopa en un tazón con la mantequilla de maní y mezcle hasta que quede suave. Agrega a la sopa con el jugo de 1 lima, el azúcar y la salsa de pescado. Verifique el condimento, agregue más lima, azúcar, soja o salsa de pescado si lo desea.

Mantenga la sopa caliente mientras cocina los fideos siguiendo las instrucciones del paquete.

3. Escurre los fideos y agrega un puñado a cada tazón. Vierta sobre la sopa y cubra con la calabaza, las cebolletas, el cilantro, los brotes de soja, los cacahuetes, el aceite de chile y el chile en rodajas (si lo usa). Sirva con rodajas de limón extra.

50. Salsa de pimiento rojo asado muy fácil

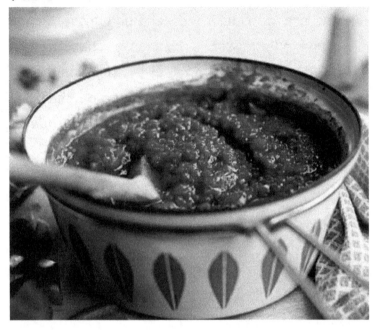

Ingredientes

- ❖ 4 pimientos rojos (o una mezcla de rojo, naranja y amarillo), cortados en trozos

- ❖ 2 cebollas, picadas

- ❖ 2 dientes de ajo (sin piel)

- ❖ 2 cucharadas de aceite de oliva

- ❖ 2 latas de 400 g de tomates pera pelados

- ❖ 2 cucharaditas de vinagre de vino tinto

- ❖ 1 cucharadita de azúcar morena suave y clara

PASOS

1. Caliente el horno a 190C / 170C ventilador / gas 5. Mezcle los pimientos y las cebollas con el ajo y el aceite de oliva, y extiéndalos en una fuente para asar. Ase durante 40 minutos, luego agregue los tomates, el vinagre de vino tinto y el azúcar, y ase durante otros 20 minutos. Vierta en un procesador de alimentos y mezcle hasta que quede suave. Sazone al gusto.

CONCLUSIÓN

La dieta mediterránea no es una dieta única, sino un patrón de alimentación que se inspira en la dieta de los países del sur de Europa. Se hace hincapié en los alimentos vegetales, el aceite de oliva, el pescado, las aves, los frijoles y los cereales.

CPSIA information can be obtained
at www.ICGtesting.com
Printed in the USA
BVHW091413030521
606339BV00005B/647

9 781801 978767